Nadine Hahme | Lina Schürken | Astrid Kuntze

Berichtsschema für die ambulante Pädiatrie

Von der Entwicklung zur Anwendung

Eine Studie

EDITION
VITA ACTIVA
eine Initiative von Aha ...

herausgegeben von

Ulrike Marotzki | Christiane Mentrup | Peter Weber

gefördert durch

DEUTSCHER VERBAND DER
ERGOTHERAPEUTEN E.V.

Die Autorinnen

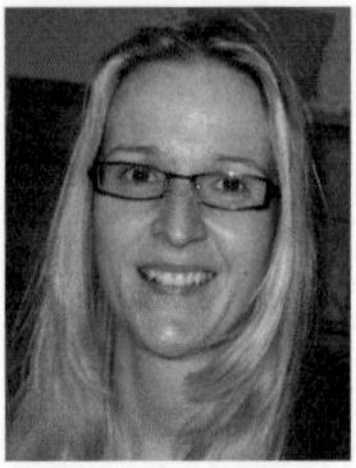

Nadine Hahme (geb. 1977) beendete ihre ergotherapeutische Berufsausbildung 2001 an der MFN-Berufsfachschule in Hamburg. Danach arbeitete sie 6 Jahre in einer pädiatrischen Praxis. Seit 2008 ist sie im Sozialpädiatrischen Zentrum in Hamburg tätig. Im Juni 2008 beendete sie das Bachelor-Studium an der Hogeschool Zuyd in den Niederlanden. Sie nahm an Fortbildungen, wie dem SI-Grundkurs, Basisseminar Verhaltenstherapie bei Kindern und Jugendlichen und Kursen über das IntraActPlus-Konzept teil und weist ein Diplom des EÖDL (Erster Österreichischer Dachverband Legasthenie) als Dyskalkulie- und Legasthenietrainerin auf.

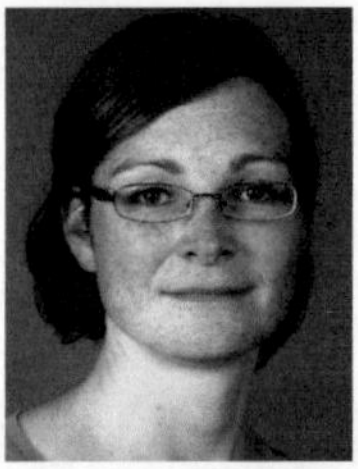

Lina Schürken (geb. 1979) beendete ihre ergotherapeutische Berufsausbildung 2003 am staatlich anerkannten Institut für Weiterbildung in der Krankenpflege (DAA) in Münster. Sie arbeitete 2 Jahre in einer Praxis für Ergotherapie mit pädiatrischem und neurologischem Schwerpunkt. 3 ½ Jahre arbeitete sie in einem ambulanten Rehazentrum im Rahmen der ambulanten pädiatrischen und neurologischen und der teilstationären orthopädischen Behandlung und Beratung. 2008 beendete sie das berufsbegleitende Bachelor-Studium an der Hogeschool Zuyd in den Niederlanden. Seit Ende 2008 arbeitet sie als Dozentin für Ergotherapie an einer Berufsfachschule für Ergotherapie. Während der beruflichen Tätigkeit nahm sie an verschiedenen Fortbildungen zu ihren beruflichen Tätigkeitsfeldern teil.

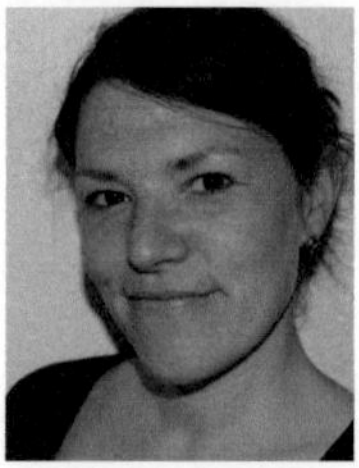

Astrid Kuntze (geb. 1978) beendete ihre ergotherapeutische Berufsausbildung 2001 an „Die Schule" in Lübeck. Seit 2001 arbeitet sie als Angestellte in einem Krankenhaus mit geriatrischem Schwerpunkt. Nach einer einjährigen Elternzeit nimmt sie zusätzlich zu ihrem Angestelltenverhältnis 2010 eine Stelle als Dozentin an der Akademie für Gesundheits- und Sozialberufe in Itzehoe an. 2008 schloss sie das Bachelor-Studium an der Hogeschool Zuyd in den Niederlanden ab. Während der beruflichen Tätigkeit nahm sie an verschiedenen Fortbildungen zu ihrem beruflichen Tätigkeitsfeld teil.

Nadine Hahme | Lina Schürken | Astrid Kuntze

Berichtsschema für die ambulante Pädiatrie

Von der Entwicklung zur Anwendung

Eine Studie

Das Gesundheitsforum

Schulz-Kirchner Verlag

Bibliografische Information der Deutschen Nationalbibliothek

Die Deutsche Nationalbibliothek verzeichnet diese Publikation in der Deutschen Nationalbibliografie; detaillierte bibliografische Daten sind im Internet über http://dnb.d-nb.de abrufbar.

1. Auflage 2010
ISBN 978-3-8248-0653-9

Mollweg 2, D-65510 Idstein,
Vertretungsberechtigter Geschäftsführer: Dr. Ullrich Schulz-Kirchner
Fachlektorat: Reinhild Ferber
Lektorat: Doris Zimmermann
Layout: Susanne Koch
Titelfotos: Archiv Deutscher Verband der Ergotherapeuten e. V.
Druck und Bindung: BoD, www.bod.de
Printed in Germany

Dieses Buch ist als E-Book (PDF) erhältlich unter der ISBN 978-3-8248-0784-0

Inhalt

| Vorwort der Herausgeber

Die Reihe ERGOTHERAPEUTISCHE ARBEITSHILFEN der EDITION VITA ACTIVA steht ergotherapeutischen Befunderhebungsinstrumenten offen, die im deutschen Sprachraum entwickelt wurden. Sie sollen bereits einen Erprobungsprozess in einer ergotherapeutischen Abteilung durchlaufen haben und über ein ausgearbeitetes Handbuch verfügen. Hiermit ist erstens gewährleistet, dass eine gründliche und strukturierte Einarbeitung und Durchführung im ergotherapeutischen Kontext und durch Berufsangehörige möglich sind. Zweitens ist so eine wichtige Voraussetzung gegeben, diese Instrumente einem fortlaufenden systematischen Entwicklungs-, Erprobungs- und Validierungsprozess zu unterziehen.

Ein wichtiges Kennzeichen der in diese Reihe aufgenommenen Instrumente ist, sie bauen auf ergotherapeutisches und interdisziplinäres Wissen auf, welches die jeweiligen Fachbereiche hier in Deutschland fundiert. Zudem repräsentieren sie bewährte Arbeitsweisen und Prozessschritte aus der ergotherapeutischen Befundung und Evaluation, z. B. Anamnese- und Reflexionsgespräche, Selbst- und Fremdbeobachtungen. Die in den Handbüchern beschriebenen systematischen Vorgehensweisen verdeutlichen, dass es sich um Instrumente handelt, die das Versuch-und-Irrtum-Stadium hinter sich gelassen haben, auch wenn ihnen die wissenschaftliche Überprüfung noch fehlt.

Die Reihe der EDITION VITA ACTIVA repräsentiert mit den in ihr erscheinenden Assessments, Befunderhebungsinstrumenten und Programmen einen bestimmten Entwicklungsschritt im Professionalisierungsprozess ergotherapeutischer Praxis: die Einsicht in die Notwendigkeit terminologischer Genauigkeit sowie standardisierter und wissenschaftlich überprüfter Vorgehensweisen. Insgesamt will VITA ACTIVA hiermit einen Beitrag zum kritischen Umgang mit Erhebungsinstrumenten und zur Qualitätssicherung ergotherapeutischer Maßnahmen leisten. Nachfolgend werden Validierungsstudien der in dieser Reihe erschienenen Instrumente erforderlich sein und hoffentlich auch angeregt.

Erst gut validierte Instrumente, von denen es bisher noch zu wenige gibt, werden langfristig dazu beitragen, dass auch die deutschsprachige Ergotherapie bspw. im Rahmen größerer Forschungsprojekte ihren genuinen Beitrag zu Therapie-, Rehabilitations- und Präventionserfolgen evident nachweisen kann.

Die Herausgeber

Ulrike Marotzki, Christiane Mentrup, Peter Weber

Danksagung

Unser besonderer Dank gilt all denen, die an der Studie teilgenommen und uns ihre Gedanken und Ideen zur Verfügung gestellt haben.

Für die grammatikalische und syntaktische Durchsicht sowie für hilfreiche Anmerkungen bedanken wir uns bei unseren Korrekturlesern.

Ebenso bedanken wir uns an dieser Stelle herzlich bei unseren Familien und Freunden für deren Unterstützung in jeglicher Hinsicht während der Dauer des Studiums, der Bachelorarbeit und des Schreibens dieses Buches.

Anmerkungen der Autorinnen

Zugunsten der besseren Lesbarkeit wird in dem vorliegenden Buch innerhalb des Textes ausschließlich die männliche Form verwendet. Dieses soll in keiner Weise eine Wertung oder Diskriminierung darstellen.

Um den klientenzentrierten Ansatz in der Ergotherapie zu gewährleisten, wird im weiteren Text fortlaufend der Begriff ‚Klient' statt ‚Patient' verwendet. Hierbei wird dem Klienten eine aktive Rolle mit Autonomie, Verantwortung und Mitgestaltung zugeschrieben, wohingegen der Patient eher eine passive Rolle einnimmt. Ferner beruht der ergotherapeutische Prozess auf einer partnerschaftlichen und empathischen Beziehung.

Im Text sind Zahlen einerseits als Wort im Sinne der besseren Lesbarkeit und andererseits als Ziffer zur Hervorhebung der Zahl dargestellt.

1 Einleitung

1.1 Entstehung

Das vorliegende Buch ist eine Weiterentwicklung unserer Bachelorarbeit. Diese haben wir zu viert, mit Clarissa Echt, im Rahmen des berufsbegleitenden Studienganges Ergotherapie im Jahr 2008 an der Hogeschool Zuyd in den Niederlanden erstellt. Ziel unserer Bachelorarbeit war es, ein pädiatrisches Berichtsschema für den ambulanten Bereich in Anlehnung an die Basisdokumentation des DVE (Deutscher Verband der Ergotherapeuten e. V.) zu entwickeln und zu veröffentlichen.

Folgende Erkenntnisse bestärkten uns darin:

Die Kooperation von Ergotherapeuten und Pädiatern hat angesichts massiver Kostensenkung eine wachsende Bedeutung bekommen. Die Weiterentwicklungen und Fortschritte in der Medizin, der Wissenschaft und Technik sowie in der Politik und nicht zuletzt in der Ergotherapie haben maßgebend dazu beigetragen, dass sich eine vermehrte Arbeitsteilung und Spezialisierung entwickelt hat. In der pädiatrischen Ergotherapie können je nach Indikation und Krankheitsphase des Kindes schwerpunktmäßig verschiedene beratende, diagnostische, therapeutische, begleitende, technische, versorgende und andere Leistungen erbracht werden. Diese gemeinsame Verantwortung für die Strukturierung, Vorgehensweise und Fortentwicklung einer ganzheitlichen Behandlungsweise sowie die dazugehörigen gesundheitspolitischen Rahmenbedingungen macht eine Kooperation zwischen Pädiater und Ergotherapeut erforderlich, damit die Vorteile einer Spezialisierung genutzt und die Nachteile vermindert werden können (vgl. Bundesärztekammer, 2006).

Barczyk & Baß & Buhl (vgl. 2007, S. 45) haben die Zusammenarbeit von ambulant arbeitenden Ergotherapeuten und Pädiatern untersucht und hierbei herausgefunden, dass deren Kooperation hauptsächlich auf schriftlichem Wege erfolgt. Somit stellen die ergotherapeutischen Berichte eine Schlüsselfunktion in der Zusammenarbeit von Ergotherapeuten und Pädiatern dar (s. Kap. 2). Dokumentation ist nach Perinchief (vgl. 2003, S. 903) ein wichtiges Kommunikationsmittel. Eine strukturiert durchgeführte Dokumentation über einen Klienten ermöglicht nicht nur eine gute interdisziplinäre Zusammenarbeit zwischen Ergotherapeuten und Pädiatern, sondern dient auch als Leistungsnachweis gegenüber den Kostenträgern, wie beispielsweise den Krankenkassen. Diese Sachverhalte führten zu einer regen Diskussion und bildeten schließlich die Motivation, sich mit dieser Thematik zu befassen.

„Ein zentraler Aspekt der Ergotherapie [...] [stellt] die Verbindung von Handlungsfähigkeit und Gesundheit" (Marotzki, 2006, S. 69) dar. Dies zeigt sich vor allem im zurzeit erfolgenden Paradigmenwechsel, wo die Betätigung des Menschen zunehmend in den Mittelpunkt der ergotherapeutischen Behandlung rückt (vgl. Kielhofner, 2004, S. 64ff.). Dieser Aspekt findet sich auch im bio-psycho-sozialen Modell der ICF unter Aktivitäten und Teilhabe (vgl. Schuntermann, 2007, S. 30) wieder. Dieses Umdenken erfordert eine Neustrukturierung der Ergotherapie auf allen Ebenen unter Einbeziehung der neuen Aspekte, worunter auch z. B. das Schreiben ergotherapeutischer Berichte fällt. Der in Deutschland bestehende Paradigmenwechsel wurde in den USA bereits vollzogen. Im Occupational Therapy Pratice Framework (OTPF) der American Association of Occupational Therapy wird die Bedeutung der Betätigung berücksichtigt. In der Evaluationsphase wird ein Betätigungsprofil erstellt und eine Analyse der Betätigungsperfomanz vorgenommen (vgl. Reichel, 2005, S. 72). Dies bildet die Grundlage für den therapeutischen Prozess (s. Kap. 4.2).

Motivierend war auch die Tatsache, dass bisher in der deutschen Ergotherapie noch keine einheitliche Berichtsstruktur zur Anwendung kam. In Deutschland gibt es momentan lediglich die Heilmittelrichtlinien (HMR), in denen festgeschrieben ist, dass für jeden Versicherten eine Verlaufsdokumentation zu erstellen und fortzuschreiben ist, sowie die vom DVE entwickelte Basisdokumentation. Im Gegensatz zu Deutschland wurde in den USA schon 1979 von der AOTA ein erster Vorläufer des späteren OTPF 2nd Edition veröffentlicht, worauf in Kapitel 4 noch Bezug genommen wird.

Eine einheitliche und ökonomische Dokumentation in Form eines Berichtsschemas kann die Qualität der Therapie durch die strukturierte und vollständige Erfassung aller relevanten Daten verbessern und somit einen wichtigen Beitrag zur Qualitätssicherung und -verbesserung der medizinischen Versorgung leisten. Auch „vor dem Hintergrund [...] der Kürzungen im Heilmittelbereich gewinnt eine fundierte und effiziente Dokumentation in der Ergotherapie zunehmend an Bedeutung" (DVE, n. d.).

In der Hauptstudie sollte anhand der Dokumentenanalyse ermittelt werden, welche Inhalte sich in ergotherapeutischen Berichten befinden, die auf der Grundlage der Basisdokumentation entstanden sind. Des Weiteren sollte herausgefunden werden, welche Gründe es für die Nennung dieser Inhalte geben könnte und welche Inhalte für Pädiater eine hohe Relevanz aufweisen.

Anhand der erhobenen Daten wurde ein allgemein gültiges Berichtsschema in Anlehnung an die Basisdokumentation des DVE e. V. erstellt, das im ambulanten pädiatrischen Bereich anwendbar ist und den Pädiatern alle bedeutungsvollen Informationen liefert. Inhaltlich wurde das Ziel verfolgt, ein Berichtsschema zu entwickeln, das den Therapieverlauf und die Kooperation mit Ärzten auf der Basis neuester Erkenntnisse ermöglicht. Dies bedeutet, dass unterschiedliche Therapiekonzepte sowie Modelle, fachspezifische Befundinstrumente und Methoden je nach therapeutischer Vorgehensweise im Berichtsschema aufgegriffen werden können.

Das Berichtsschema berücksichtigt die Terminologie der ICF und folgt der Struktur des OTPF-Prozesses in Form des Erst-, Verlaufs- und Abschlussberichts, damit die Ergotherapeuten einheitliche Berichte erstellen können und ein effektiverer interdisziplinärer Austausch stattfindet. Ein einheitlich strukturiertes Berichtsschema kann folglich einen Standard gewährleisten und als Qualitätsmerkmal dienen. Die Qualität der Therapie kann so durch die strukturierte und vollständige Erfassung aller relevanten Daten verbessert werden.

In der Bachelorarbeit entstand auf diese Weise ein Grundgerüst für das Berichtsschema, das wir nun in diesem Buch anwenderfreundlich weiterentwickelt haben.

1.2 Aufbau des Buches

Nach diesem einleitenden Kapitel befasst sich Kapitel 2 mit der Dokumentation im Gesundheitswesen. Es stellt die stellvertretend für die nationale Ergotherapie stehende Basisdokumentation des DVE und die US-amerikanischen Dokumentation, die repräsentativ für die internationale Ergotherapie gesehen wird, vor.

In Kapitel 3 werden die gesetzlichen Rahmenbedingungen und die Heilmittelrichtlinien erläutert, da sich das Buch an praktisch tätige Ergotherapeuten im ambulanten Sektor richtet.

Kapitel 4 bildet das Occupational Therapy Practice Framework (OTPF) ab. Nach Abschluss der Bachelorarbeit veröffentlichte der amerikanische Berufsverband (AOTA) eine überarbeitete Version des OTPF. Die Neuerungen der 2nd Edition sind im vorliegenden Buch mit eingearbeitet worden.

Kapitel 5 befasst sich mit der ICF, die trotz teilweise geringer Kenntnis der Studienteilnehmer, wichtige Auswirkungen auf das Berichtsschema genommen hat und somit dem Leser dargestellt wird.

Kapitel 6 beschreibt die komplette Studiendurchführung, beginnend mit der Literaturrecherche, der Dokumentenanalyse, der schriftlichen Befragung der Ergotherapeuten und Pädiater und deren Auswertungen.

Kapitel 7 greift die Erkenntnisse aus den vorangegangenen Kapiteln auf und beschreibt in verständlicher Sprache die einzelnen Aspekte der drei Berichtsvorlagen. Schritt für Schritt wird erklärt, wie und warum ein Erst-, Verlaufs- und Abschlussbericht nach dem vorliegenden Schema geschrieben werden soll.

Kapitel 8 rundet das Buch mit einem beispielhaft ausgefüllten Berichtsschema ab.

1.3 Anwendung des Berichtsschemas

Das Buch eignet sich für Ergotherapeuten, die schon einige Jahre praktisch tätig sind und sich mit aktuellen Themen wie ICF oder OTPF auseinandersetzen wollen. Es ist ebenfalls für Ergotherapeuten geeignet, die ihre Ausbildung kürzlich beendet und noch keine Routine im Schreiben von Berichten entwickelt haben.

Durch den systematischen Aufbau des Berichtsschemas in Kapitel 7 in einzelne Abschnitte mit dazugehörigen Erklärungen, wollen wir es dem Leser/Anwender einfach machen, sich in die neue Struktur einzudenken und sie auszuprobieren. Hinweise und Leitfragen regen an, die Erklärungen auf ein konkretes Kind aus der eigenen praktischen Arbeit zu übertragen. Im Theorieteil der ersten Kapitel liefern wir wichtige Hintergrundinformationen dazu. Damit erhoffen wir uns, Sie zu motivieren, immer wieder auch zu den ersten Seiten des Buches zurückzublättern und dort zu stöbern.

2 Dokumentation im Gesundheitswesen

Dokumentationsvoraussetzung ist eine allgemein anerkannte präzise Begriffsdefinition, die die Bedeutung und Handhabung von Dokumentation in all ihren Bereichen klärt bzw. festlegt. Diese Bereiche sind nach Linder & Frolek Clark (vgl. 2000, S. 135) beispielsweise:

a) die chronologische Datendokumentation zum Stand der Performance und der therapeutischen Intervention,
b) Dokumentation als Kommunikation zwischen involvierten Professionen,
c) Dokumentation als objektive Basis für präzise, effektive und notwendige therapeutische Intervention und
d) die Datendokumentation in Bezug auf das eigene Reasoning und das professionelle Vertreten von getroffenen Entscheidungen.

Nach Linder & Frolek Clark (vgl. 2000, S. 135) bildet Dokumentation die Schlüsselfunktion, um Ergebnisse der eigenen Profession anderen Berufsgruppen, der Gesellschaft und finanziell involvierten Institutionen nahe zu bringen und zu vermitteln. Eine strukturierte Dokumentation unterstützt zudem ein Qualitätsmanagement und Controlling (vgl. Perinchief, 2003, S. 902). Dokumentation ist somit ein Teil von Qualitätsmanagement. Das Qualitätsmanagement bietet die Möglichkeit einer äußeren transparenten Darstellung der Dienstleistung gegenüber Kostenträgern, Öffentlichkeit und potentiellen Klienten sowie einer inneren transparenten Darstellung, welche die Verständigung über unverzichtbare Standards der Arbeit erleichtert (vgl. Qualitätsgemeinschaft Soziale Dienste, 1998, S. 6).

Aufgrund der Teilnahme von Ergotherapeuten an diversen Prozessen, wie beispielsweise Anwendung von Befundinstrumenten, Therapieplanung, Interventionsdurchführung und erneuten Beurteilungen, sammeln sich viele Informationen an, die effizient sowie effektiv weitergegeben werden müssen. Hinzu kommen zusätzliche Informationen von Dritten, z. B. von Ärzten, Angehörigen der Klienten oder von Personen aus weiteren involvierten Sozialberufen. Diese Fülle an Informationen, dargestellt in Akten und Berichten, muss die Qualität der stattfindenden Handlungen reflektieren.

Dokumentation repräsentiert folglich eine professionelle Arbeitseinstellung und Bereitschaft zur Verantwortungsübernahme für das eigene Handeln jedes einzelnen Therapeuten. Diese professionelle Arbeitseinstellung umfasst die dokumentierte Informationsaufnahme, Entscheidungsfindung und die daraus resultierenden Ergebnisse. Dieser Aspekt ist im deutschen Gesundheitssystem in den Heilmittelrichtlinien gesetzlich geregelt.

Weiterhin ist Dokumentation nach Linder & Frolek Clark (vgl. 2000, S. 136) eine Form der Kommunikation. Daher sind eine klare Fachsprache sowie einheitliche Terminologien äußerst wichtig und entscheidend. Eine Richtlinie bildet beispielsweise das OTPF 2nd Edition aus den USA, das die ergotherapeutischen Terminologien standardisiert (Kap. 4).

Die Dokumentation von Assessments und Behandlungen ist nach Perinchief (vgl. 2003, S. 903) ein legaler Nachweis für eine professionelle Entscheidungsfindung und Clinical Reasoning (CR). Sie ist eine Methode, die sicherstellt, dass etwas tatsächlich stattgefunden hat und von Kostenträgern nachvollzogen werden kann.

2.1 Dokumentation in der nationalen Ergotherapie (Deutschland)

Anhand der Literaturrecherche wurde deutlich, dass in der deutschen Ergotherapie keine einheitliche Dokumentationsstruktur zur Anwendung kommt; dies wurde durch Aussagen des DVE (persönliche Mitteilung, 2007, Oktober) untermauert. Der DVE verweist lediglich auf die Heilmittelrichtlinien sowie auf die bestehende Basisdokumentation des DVE.

In den Heilmittelrichtlinien ist vorgeschrieben, dass für jeden Versicherten eine Verlaufsdokumentation zu erstellen und fortzuführen ist.

Die vom DVE empfohlene, in Deutschland bereits bestehende Basisdokumentation ist ein erster Entwurf der Projektgruppe ‚Leistungserfassung und Dokumentation'. Auf sie wird in Kapitel 2.2 genauer eingegangen.

Zu den Leit- und Richtlinien der dokumentarischen Vorgehensweisen in der deutschen Ergotherapie gehört unter anderem auch das Qualitätsmanagement-Handbuch des DVE für ergotherapeutische Praxen. Dieses Handbuch ist ein nach DIN EN ISO 9001:2000 zertifizierter Leitfaden, der neben Schwerpunkten wie Qualitätspolitik und Ziel, Führung und Organisation, Ressourcenmanagement, Messung und Analysen auch Dokumentation und Dokumentenlenkung beinhaltet.

Nach Aussage des DVE (persönliche Mitteilung, 2008, Mai) gibt es auch in den Lehrplänen für die ergotherapeutische Ausbildung keine bundesweite einheitliche Empfehlung oder Richtlinie, die das Thema ‚Dokumentation' regelt.

Aufgrund der recherchierten und erlangten Erkenntnisse, dass ergotherapeutische Dokumentation in Deutschland, im Vergleich zu den USA und der Vorgehensweise der AOTA, keine einheitliche Struktur hat, soll im Folgenden auf die patientenbezogene Dokumentation von Lehmann & Meyer eingegangen werden, um aus angrenzenden medizinischen Berufen Kenntnisse über Dokumentation zu erlangen. Nach Lehmann & Meyer (vgl. 2002, S. 47) gehört die patientenbezogene Dokumentation neben der Gesundheitsberichterstattung und Dokumentation des medizinischen Wissens zu den drei Hauptbereichen der medizinischen Dokumentation. Nach Klar & Graubner (vgl.1997, S. 13) beschäftigt sich Dokumentation mit dem Erfassen, Speichern, Ordnen und Wiedergewinnen von medizinischen Informationen. Sie ist sowohl für die Medizin als Wissenschaft notwendig, da jede wissenschaftliche Erkenntnis empirisch oder theoretisch dokumentiert herzuleiten ist, als auch für die Krankenversorgung, die das medizinische Dokument, besonders in Form der Krankengeschichte, schon immer benötigt hat. Ein Dokument muss mit rechtlichem Urkundencharakter und nach gewissen systematischen und praktischen Regeln für verschiedene Zwecke geführt werden (vgl. Klar & Graubner, 1997, S. 13).

2.1.1 Ziele der patientenbezogenen medizinischen Dokumentation

Die folgende ausführliche Beschreibung von Lehmann & Meyer (vgl. 2002, S. 46ff.) zur patientenbezogenen medizinischen Dokumentation ist nicht ergotherapiespezifisch, dient aber fachübergreifend als theoretischer Hintergrund für die Entstehung des hier vorliegenden Berichtsschemas.

Folgt man ihrer Auffassung (vgl. 2002, S. 47), besteht das allgemeine Ziel der patientenbezogenen Dokumentation darin, berechtigten Personen, und auch nur diesen (aufgrund des Datenschutzes), alle relevanten Informationen zu einem oder mehreren Klienten und den zugehörigen Behandlungen bereitzustellen.

Je nach Aufgabengebiet lassen sich in den verschiedenen Anwendungsbereichen unterschiedliche Schwerpunkte bei den Anforderungen und Zielen der patientenbezogenen Dokumentation unterscheiden. Hierzu gehören die Schwerpunkte ‚Patientenversorgung', ‚Administration', ‚rechtlicher Bereich', ‚Qualitätsmanagement', ‚Lehre und Forschung'.

Im Bereich der Patientenversorgung ist das wichtigste Ziel die wirkungsvolle Unterstützung der medizinischen Versorgung des einzelnen Klienten. Dazu muss das Dokumentationssystem alle für Diagnostik, Therapie und Pflege relevanten Informationen bereitstellen.

Im administrativen Bereich unterstützt die Dokumentation die Abrechnung. Durch das Kodieren der Diagnosen gemäß ICF-Klassifikation sowie Einbeziehen anderer Daten (wie z. B. Alter, Geschlecht) errechnet sich hieraus die finanzielle Vergütung des Behandlungsfalles. Damit gewinnt die Teilaufgabe eines Dokumentationssystems, abrechnungsrelevante Informationen über die erbrachten Leistungen vollständig, rechtzeitig und zuverlässig zu liefern, eine große Bedeutung.

Ein weiterer Punkt ist der rechtliche Bereich. Im rechtlichen Bereich unterstützt die Dokumentation gesetzlich vorgeschriebene Aufgaben und muss selbst rechtlichen Anforderungen genügen.

Das Qualitätsmanagement wird nach Pietsch-Breitfeld (zitiert nach Lehmann & Meyer, 2002, S. 49) ebenfalls durch die Dokumentation unterstützt. Zum einen können retrospektiv bestimmte Krankheitsverläufe für eine kritische Reflexion und Evaluation bereitgestellt werden und zum anderen können prospektiv definierte Behandlungsfälle für eine geplante, systematische Qualitätsbeobachtung selektiert werden. Dieser Punkt zeigt die Wichtigkeit der Dokumentation auch für die Ergotherapie; mit einem strukturierten Berichtsschema können Krankheits- bzw. Therapieverläufe rückverfolgt und daraufhin präventive Maßnahmen bei Klienten mit ähnlichen Krankheitsbildern durchgeführt werden. Hierdurch wird ein Standard erreicht, der die Qualität im Sinne von Qualitätsmanagement sichert.

Klar & Graubner (vgl. 1997, S. 14) bezeichnen eine Dokumentation als Medium (Übertragungsmittel von Informationen) zur Kommunikation zwischen den Beteiligten im Gesundheitswesen. Das Gesundheitswesen ist hochgradig arbeitsteilig organisiert und in viele Spezialgebiete und Berufe gegliedert, die alle zusammenwirken sollen. Dafür müssen sich alle Beteiligten mithilfe medizinischer Dokumente verständigen können, die in ihren inhaltlichen Strukturen und in ihrer äußeren Form aufeinander abgestimmt sind.

Ein weiterer wichtiger Punkt ist die Dokumentation in der Forschung. Ziel ist es hier, die aus der Versorgung von Klienten gewonnenen Erfahrungen zu verallgemeinern und daraus neue Erkenntnisse zu gewinnen. Die Dokumentation kann in diesem Fall Daten zur retrospektiven Analyse bestimmter Behandlungsfälle bereitstellen, um

Ansätze für eine Verallgemeinerung zu finden und daraus Hypothesen für neue Studien zu generieren (vgl. Lehmann & Meyer, 2002, S. 49).

Die im Einzelnen dargestellten Schwerpunkte ‚Patientenversorgung', ‚Administration', ‚Rechtlicher Bereich', ‚Qualitätsmanagement', ‚Lehre und Forschung' bilden im Prinzip ein Konstrukt, welches in dieser Form nicht einheitlich für die Ergotherapie vorhanden ist. Vorteil eines Konstruktes dieser Art wäre für die Ergotherapie z. B. ein transparenteres Arbeiten, wodurch Handlungsabläufe schneller nachvollziehbar wären. Transparenz würde zudem einen interdisziplinären Austausch unterschiedlicher Professionen begünstigen, da festgelegte Strukturen und Abläufe allgemein bekannt wären, sowie die berufliche Abgrenzung von anderen Professionen fördern. Zusammenfassend kann gesagt werden, dass ein einheitliches Dokumentationssystem für die Ergotherapie den Vorteil hätte, dass erbrachte Leistungen in der Behandlung sowohl gegenüber dem Klienten als auch anderen Professionen und den Kostenträgern auf strukturierte Weise gerechtfertigt und belegt werden könnten. Lehre und Forschung könnten, wie oben bereits erwähnt, mit unterstützt werden. Ebenso sind Studien im Bereich der ergotherapeutischen Dokumentation notwendig. Diese aus Sicht der Verfasser bestehende Notwendigkeit eines einheitlichen Berichtsschemas für die Profession der Ergotherapie war auch die Motivation für dieses Buch.

2.2 Basisdokumentation des DVE

Aufgrund der Tatsache, dass in Deutschland keine einheitliche Dokumentationsstruktur zur Anwendung kommt, die Basisdokumentation aber eine fundierte Grundlage zur Dokumentation bietet, wurde sie als Grundlage zur Erhebung genutzt.

Im Folgenden wird die Basisdokumentation zum besseren Verständnis für den Leser vorgestellt.

2.2.1 Entstehung der Basisdokumentation

In Deutschland wurde im Dezember 2001 nach einer Initiative des DVE die Projektgruppe ‚Leistungserfassung und Dokumentation im Rahmen einer Ergotherapieabteilung eines Krankenhauses' gegründet. Ziel der Projektgruppe war die Entwicklung eines Dokumentationssystems, mit welchem die anamnestischen Daten der Klienten, der Befund, die Therapieziele sowie die Verlaufsdokumentation festgehalten werden konnten (vgl. Basisdokumentation, 2006, S. 5).

Die Projektgruppe plante ursprünglich einen Dokumentationsentwurf, der die gesamte Dokumentation inklusive der fachspezifischen Befundung ermöglichen sollte. Diese Entwicklung stellte sich jedoch als nicht umsetzbar heraus und aufgrund der verschiedensten Behandlungs- und Dokumentationskonzepte der einzelnen Fachbereiche auch nicht unbedingt als sinnvoll.

Deshalb wurde ein Basisbefundbogen entwickelt, der in möglichst allen Fachbereichen einsetzbar ist und um fachspezifische Instrumente ergänzt werden kann.

Wie bereits von Lehmann & Meyer (vgl. 2002, S. 47) sowie von Klar & Graubner (vgl. 1997, S. 14) dargestellt, muss Dokumentation auch nach Auffassung der Projektgruppe des DVE Adressaten wie dem Therapeuten, dem Team, weiterbehandelnden Ärzten und Kollegen, dem Klienten, der Verwaltung und dem Kostenträger gerecht werden. D.h., es gelten auch für die Projektgruppe die Anforderungen, dass Dokumentation der Qualitätssicherung, der Rechtfertigung aller erbrachten Leistungen, zur Gedächtnishilfe, zur Erlössicherung und zur Kommunikation dient. Dokumentation zur Kommunikation ist für das vorliegende Berichtsschema der entscheidende Faktor. Auf Grundlage der eigenen Dokumentation verfasst der Ergotherapeut einen Bericht über die Behandlung an den verordnenden Arzt.

Zur Entwicklung der Basisdokumentation ging die Projektgruppe von folgender Ausgangssituation aus:

- Form und Qualität der Dokumentation in ergotherapeutischen Abteilungen sind sehr unterschiedlich.
- Es wird vermutet, dass teilweise wenig und unsystematisch dokumentiert wird.
- In der Regel kommen selbst entwickelte Dokumentationsbögen zum Einsatz.
- Eine Auseinandersetzung mit ergotherapeutischen Modellen erfolgt sehr selten.
- Der ICF hat für die KollegInnen häufig noch keine Relevanz.
- Auch standardisierte Assessments, wie z. B. das ErgoASS [ergotherapeutisches Assessment-System, Anmerk. d. Verf.] kommen selten zum Einsatz (Klier, persönliche Mitteilung, 2008).

Aus der geschilderten Ausgangssituation können sich folgende Konsequenzen ergeben:

Durch die unterschiedliche Form und Qualität von Dokumentation ist es kaum möglich, einheitliche Berichte an den verordnenden Arzt zu schreiben. Der Arzt muss sich immer wieder in einer anderen Berichtsstruktur zurechtfinden. Aufgrund einer nicht einheitlichen Terminologie und unterschiedlichen Struktur kann die Gefahr bestehen, dass persönliche Schwerpunkte eines Therapeuten auch in seinen Berichten einen größeren Raum einnehmen und eventuell Faktoren nicht dokumentiert und somit wahrscheinlich auch nicht dem Arzt per Bericht mitgeteilt werden.

Daraus wird deutlich, dass ein einheitliches Berichtsschema in Kombination mit der Basisdokumentation zur Verbesserung der Zusammenarbeit zwischen Ergotherapeut und Arzt führen kann.

2.2.2 Aufbau und Struktur der Basisdokumentation

Nach den Kriterien der Basisdokumentation muss eine Dokumentation folgendermaßen aufgebaut sein:

Systematisch: Dem Aufbau der Dokumentation muss ein System zugrunde liegen, welches ein in sich geschlossenes, geordnetes und gegliedertes Ganzes bildet.

Nachvollziehbar und reproduzierbar: Alle müssen in der Lage sein, die Dokumentation in gleicher Weise anzuwenden. Dies gewährleistet, dass die anzugebenden Daten/Informationen von allen Anwendern in gleicher Form und an gleicher Stelle dokumentiert und wieder gefunden werden.

Logisch: Die Dokumentation muss eindeutig festlegen, wo welche Daten/Informationen einzutragen sind. Dies ist eine notwendige Bedingung für den Anspruch auf Nachvollziehbarkeit und Reproduzierbarkeit.

Praktikabel: Die Dokumentation muss mit möglichst geringem Aufwand durchzuführen sein.

Ökonomisch: Der durch die Dokumentation entstehende Aufwand (Verbrauch von Zeitressourcen, Investitions- und Unterhaltungskosten) muss in vertretbarer Relation zum gesamten Behandlungskontext bzw. Behandlungsaufwand und damit zu den Behandlungskosten stehen.

Der Aufbau der Basisdokumentation lässt sich nach der DVE-Projektgruppe in die folgenden drei Aspekte untergliedern:

- Befunddokumentation
- Prozessdokumentation
- Ergebnisdokumentation

Die Punkte Befunddokumentation und Prozessdokumentation folgen keiner strengen zeitlichen Chronologie bzw. sind nicht strikt voneinander zu trennen. Im Laufe der Behandlung erfolgen immer wieder Rückkopplungsprozesse (Projektgruppe des DVE, 2006, S. 6).

Die Basisdokumentation bildet vor allem für Befund- und Prozessdokumentation eine Grundlage. Das hier vorliegende Berichtsschema für die ambulante Ergotherapie deckt die Ergebnisdokumentation ab.

Die Basisdokumentation unterteilt sich in folgende Abschnitte:

Anamnestische Daten

- Platz für Patientenaufkleber
- Beginn der ergotherapeutischen Behandlung (Datum)
- Ergänzende Angaben
- Name des Therapeuten
- Behandelnder Arzt
- Kontaktperson des Patienten
- Weitere Therapeuten
- Diagnose
- Nebendiagnose
- Risikofaktoren
- Therapierelevante Medikamente
- Ärztlicher Behandlungsauftrag
- Voraussichtliche Behandlungsdauer
- Soziale Anamnese
  - Kindergarten, Schule, Beruf
  - Wohnsituation
  - Soziales Umfeld
  - Interessen, Fähigkeiten
- Weitere Angaben

Beschreibung der aktuellen Situation

- Hilfsmittelversorgung
  - vorhandene Hilfsmittel
  - notwendige Hilfsmittel

- Angabe Eigen- oder Fremdanamnese mit Datum
  - Körperstrukturen und -funktionen
  - Aktivität und Partizipation
- Personenbezogene Faktoren
- Umweltfaktoren
- Ziele des Patienten und der Angehörigen
- Befund/Therapeutensicht
  - Körperfunktionen/-strukturen unterteilt in verschiedene Bereiche und Schwierigkeiten/Defizite und Fähigkeiten
  - Aktivität und Partizipation unterteilt in ADL, Spiel und Freizeit und Kindergarten/Schule/Beruf/Erwerbstätigkeit und Schwierigkeiten/Defizite und Fähigkeiten
- Vereinbarte Therapieziele

Behandlungsplanung
- Hilfsmittelversorgung
- Datum
- Therapieziel (was genau)
- Maßnahmen und Material
- Zeitraum (bis wann?)

Verlaufsdokumentation
- Datum
- Leistungsart
- Verlauf (Inhalt, besondere Ereignisse in der Therapie)
- Bemerkungen (vgl. Basisdokumentation, 2006, S. 8ff.)

2.2.3 Kritische Auseinandersetzung mit der Basisdokumentation

Kritisch gesehen werden muss auf jeden Fall die fehlende wissenschaftliche Untermauerung der Basisdokumentation. Aus einer persönlichen Mitteilung von Klier geht deutlich hervor, dass die Beschreibung der Ausgangssituation auf „Erfahrungswerten" beruht „und keine Ergebnisse einer systematischen Studie" sind (Klier, persönliche Mitteilung, 2008, 14. März).

Nach der Vorlage des ersten Entwurfs in den Fachkreisen des DVE wurden die Anregungen in der Projektgruppe diskutiert und umgesetzt. Nach dieser Rückmeldungsrunde entschloss sich die Projektgruppe den „ursprünglichen (umfangreicheren)

Entwurf" (ebd.) zu kürzen. Sie entschied sich für die Lösung, dass jeder Ergotherapeut die Basisdokumentation mit „fachspezifischen Befundbögen" (ebd.) individuell ergänzen soll.

„Nach der Überarbeitung kam es dann zu einem Testlauf in den Kliniken der Projektgruppen-Mitglieder" (ebd.).

Auch diese Testrunden sind nach Aussage von Klier nicht wissenschaftlich begleitet worden.

Trotz fehlender wissenschaftlicher Untermauerung wurde die Nutzung der Basisdokumentation als Voraussetzung zur Studienteilnahme festgelegt. Sie bietet neben dem theoretischen Hintergrund dieser Arbeit eine Strukturhilfe, die die Aspekte der ICF (s. Kap. 5), der gesetzlichen Rahmenbedingungen (s. Kap. 3), der Anforderungen an eine gute Dokumentation (s. Kap. 2) und den therapeutischen Prozess (s. Kap. 4) miteinander verknüpft.

Die Unterteilung der Basisdokumentation lehnt sich an die drei Schritte des Prozessmodells der AOTA an (s. Kap. 4.2), durch die eine ausführliche Anamnese erhoben werden kann (Evaluation = Befund), der Verlauf dokumentiert wird (Intervention = Prozess) und die Ergebnisüberprüfung durch die Überprüfung der aufgestellten Ziele möglich wird (Outcome = Ergebnis).

Zudem greift die Basisdokumentation den Aspekt der Klientenzentrierung auf, indem sie die „aktuelle Situation" aus Sicht des Klienten beziehungsweise des/der Angehörigen explizit dokumentiert und dem „Befund aus Therapeutensicht" gegenüberstellt. (Basisdokumentation, 2006, S. 10f.)

Beide Betrachtungsseiten werden vom Therapeuten in der Terminologie der ICF dokumentiert. Aus Sicht des Klienten werden Körperfunktionen/-strukturen sowie ‚Aktivitäten und Partizipation' beschrieben, die der Therapeut vermerkt. Dessen Befund gliedert sich in die jeweiligen Kapitel der ICF, sodass er befundete Schwierigkeiten/Defizite und Fähigkeiten unter Kognition, Wahrnehmung, sozioemotionale Fähigkeiten, Grob- und Feinmotorik und Mund- und Essfunktionen/Sprache vermerken kann.

Die weiter unten (s. Kap. 2.3.2) beschriebenen SOAP-Notes von Weed (zitiert nach Perinchief, 2003, S. 903ff.) lassen sich auf die Basisdokumentation übertragen.

Im Begleitheft zur Basisdokumentation wird darauf verwiesen, dass „ausgehend von den vom Patienten und den Angehörigen formulierten Zielen und dem erhobenen Befund […] gemeinsam Ziele formuliert [werden]". Weiter wird darauf verwiesen, dass „die Ziele [...] als erreichbar angesehen werden" (Basisdokumentation, 2006, S. 11). So wird sichergestellt, dass die Ziele im Sinne der SMART-Regel formuliert werden (s. Kap. 7.2.3).

Die Basisdokumentation gewährleistet eine Verlaufsdokumentation, inklusive der Erfassung der Leistungsart, sodass die gesetzlichen Rahmenbedingungen, die durch die HMR vorgegeben sind, sichergestellt werden.

Der DVE hat eine Strukturierungshilfe für die eigene Dokumentation auf den Weg gebracht, die die Aspekte zur Professionalisierung des Berufes unterstützt.

Die Entscheidung der Projektgruppe, die Dokumentation für alle Fachbereiche möglich zu machen, bietet die Gelegenheit, die eigene Arbeitsweise und das individuelle Fachwissen mit entsprechenden Befundinstrumenten und Assessments anzureichern [Befundinstrumente und Assessments sind für den Fachbereich Pädiatrie u. a. im Indikationskatalog beschrieben, Anmerkung der Verfasser].

2.3 Dokumentation in der internationalen Ergotherapie (USA)

Aufgrund der Tatsache, dass in der deutschen Ergotherapie keine einheitliche Dokumentationsstruktur zur Anwendung kommt (s. Kap. 2.1), soll an dieser Stelle ein Beispiel der Vorgehensweise aus den USA dargestellt werden, um eine theoretische Erkenntnis über ein existierendes praktikables Dokumentationsverfahren zu erlangen.

2.3.1 Dokumentationsvorgehensweise nach der AOTA in den USA

Zu Beginn jeder Dokumentation steht nach McHugh Pendleton & Schulz-Krohn (vgl. 2006, S. 114) ein Evaluationsprozess. Dieser Prozess ist von großer Bedeutung, da auf ihm alle folgenden Schritte basieren. Die Evaluation muss ein klares und deutliches klinisches Bild des Klienten ergeben. Hierzu gehören der aktuelle funktionale Status, Stärken, Einschränkungen und der Grund für eine therapeutische Behandlung. Weiterhin gehört zur Evaluation ein Tätigkeitsprofil, welches Informationen über den Klienten, seine Vergangenheit, Erfahrungen, Tagesablaufmuster, Interessen, Werte und Belange beinhaltet (s. Kap. 4.2.1).

Die AOTA empfiehlt in ihren ‚Guidelines for Documentation of Occupational Therapy' folgende Vorgehensweise und Ablauf:

I. Informationssammlung für die Evaluation und Re-Evaluationspläne
II. Interventionsplan
III. Fortschrittsberichte
IV. Änderungspläne
V. Ablauf
VI. Endbericht

Diese sechs Punkte des Evaluationsplanes bilden das Fundament für weitere Interventionen. Aus dem Evaluationsplan wird im folgenden Verlauf eine Problemliste generiert. Der Therapeut braucht theoretisches Wissen und clinical-reasoning-Fähigkeiten, um Kurz- wie Langzeitziele durch Interventionsansätze und Interventionen zu formulieren und zu erreichen.

Das OTPF (vgl. Smith Roley et al., 2008, S. 663) bezeichnet die Ergebnisse ergotherapeutischer Intervention als eine Verbesserung auf den Gebieten der Betätigungsperformanz, Adaption, Gesundheit und Wohlgefühl, Partizipation, Prävention, self advocacy (Eintreten für sich Selbst, Übersetzung der Verfasser), Lebensqualität und occupational justice (Recht auf Betätigung, Übersetzung der Verfasser).

Bezogen auf die Dokumentation bedeuten diese Schritte bzw. Abläufe nach der AOTA ein strukturiertes Vorgehen, indem alle relevanten Vorgänge Schritt für Schritt dokumentiert werden. Nur so kann, wie bereits erwähnt, eine äußere sowie innere Transparenz der Vorgehensweise gewährleistet werden, die von großer Wichtigkeit für die Profession der Ergotherapie ist und stets ein Qualitätsmerkmal darstellt.

Die AOTA (vgl. Commission on Practice, 1995, 1032ff.) begründet die Wichtigkeit und Zweckmäßigkeit von Dokumentation in den folgenden Punkten:

- Interventionen werden hierdurch effektiv erleichtert.
- Es handelt sich um ein legales Dokument.
- Sie rechtfertigt Finanzierung.
- Dokumentation ermöglicht Kommunikation zwischen Therapeuten, Ärzten, Klienten und deren Angehörigen.

2.3.2 Dokumentationsmethode nach Weed

Innerhalb der bereits beschriebenen Dokumentationsvorgehensweise der AOTA, den ‚Guidelines for Documentation of Occupational Therapy', entwickelte Weed (zitiert nach Perinchief, 2003, S. 903ff.) auf dem Feld der anwendbaren Dokumentationsmethoden den ‚problem-oriented medical record' (POMR) als ein Mittel der fortgeschrittenen strukturierten Berichterstattung.

Weeds Erkenntnisse sollen hier dargestellt werden, da sie als Beispiel für ein Dokumentationsverfahren in das theoretische Hintergrundwissen und Verständnis der Autoren bei der Entwicklung des Berichtsschemas mit eingeflossen sind. Berichte resultieren aus der Dokumentation, daher sind die Strukturen nach Weed, in diesem Falle die der SOAP-Notes (s. u.), in den Bericht transferiert worden.

Weeds Dokumentationsvorgang ist eine etablierte Standardmethode im Bereich der Klientendokumentation vieler sogenannter medizinischer Settings (Rahmen, Situation, Umstände etc.). Das System basiert auf der Überprüfung von Fähigkeiten und Einschränkungen des Klienten und setzt sich aus den sogenannten ‚SOAP-Notes' zusammen, die dann eine ‚Problemliste' (Problem List) bilden.

Die vier Buchstaben S, O, A und P einer SOAP-Note stehen für die folgende Struktur:

S → Subjektiv:	Hier fließen Informationen des Klienten, seiner Familie und weitere Quellen ein (nicht messbar, nur Aussagen)
O → Objektiv:	Evaluierte Daten aus Assessments und medizinische Informationen
A → Assessment:	Beurteilung und Meinungen des Ergotherapeuten über occupational performance, Erwartungen und Einschränkungen aus den objektiven Daten
P → Plan:	Entwicklung eines Aktionsplanes zur Einschränkungsbehebung Kurzeit- sowie Langzeitziele und Behandlungshäufigkeiten

In der amerikanischen Ergotherapie erfreut sich die Anwendung der POMR und SOAP-Notes großer Beliebtheit. Die Methode nach Weed wird sehr häufig angewandt (vgl. McHugh Pendleton & Schulz-Krohn, 2006, S. 117). Schwerpunkte liegen unter anderem in der medizinischen Behandlung sowie im Reha-Bereich. SOAP-Notes können zudem als Eingangs-, Behandlungs- und Fortschrittsbericht angewendet werden.

In einigen SOAP-Notes werden Ziele integriert und mit dem Buchstaben ‚G' für ‚Goals' als zusätzlicher Punkt in der Dokumentation behandelt.

Neben den hier dargestellten Berichtsmethoden nach Weed, die sich innerhalb der ‚Guidelines for Documentation of Occupational Therapy' der AOTA bewegen, haben amerikanische Versicherer wie Medicare und Medicaid, die die Kosten der Dienstleistungen im medizinischen Bereich tragen, zusätzlich einen großen Einfluss auf Dokumentationsmethoden, da sie diese teilweise vorgeben (vgl. McHugh Pendleton & Schulz-Krohn, 2006, S. 119).

2.3.3 Dokumentation von Outcomes in den USA

Nach der generellen globalen Darstellung der Anwendungsbereiche von Dokumentation sowie der verschiedenen Dokumentationsformen (z. B. SOAP-Notes) soll hier intensiver auf den Umgang mit Outcomes in der ergotherapeutischen Dokumentation in den USA eingegangen werden. Entweder nach dem Erreichen aller vorgenommenen Zielsetzungen, dem Abbrechen der Therapie aufgrund räumlicher Trennung (beispielsweise durch einen Umzug) oder der Beendigung der Therapie auf eigenen Wunsch sollte ein sogenanntes ‚Discontinuation Summary' (Abschlussbericht, Übersetzung der Verfasser) verfasst werden (vgl. AOTA zitiert nach Sames, 2005, S. 135). Dieses ‚Discontinuation Summary' sollte den Verlauf des Klienten vom Anfang der ergotherapeutischen Maßnahme bis zu deren Ende hin darstellen.

Nach AOTA (vgl. ebd.) folgt im optimalen Fall nach dem Beenden einer Therapie und dem Aufstellen der ‚Discontinuation Summary' die Erstellung der ‚Discontinuation plans' (Empfehlungen für die weiterführende Behandlung, Übersetzung der Verfasser). Diese Pläne dienen als Empfehlung für weitere Behandlungen nach Beenden der Therapie. Vorbereitet, implementiert und dokumentiert werden die Pläne durch den Ergotherapeuten. Enthalten sind auch Anmerkungen zu notwendigen nachfolgenden Reevaluationen. Insgesamt enthalten die Pläne den anfänglichen Status sowie den Endstatus des Klienten (vgl. Youngstrom et al., 2003). Über die ‚Discontinuation Summaries' und die ‚Discontinuation plans' erfolgt somit nach Sames (vgl. 2005, S. 136) die interdisziplinäre Kommunikation.

Nach Moyers (zitiert in: Sames, 2005, S. 136) sollte ein ‚Discontinuation plan' für nachfolgende Behandlungen einen Bezug zu der neuen Einrichtung bzw. dem neuen Umfeld und den dort vorhandenen Möglichkeiten für den Klienten aufweisen. Ein neues Umfeld ist beispielsweise das private Zuhause des Klienten, wenn er zuvor in einer Einrichtung gelebt hat oder umgekehrt. Auch ein Therapie- oder Therapeutenwechsel bietet Veränderungen. Somit entstehen in allen Fällen andere Bedingungen und Gegebenheiten als vorher. Folglich muss darauf Rücksicht genommen werden, welche Möglichkeiten in der Therapie künftig realisierbar und umsetzbar sind.

3 Heilmittelrichtlinien und Rahmenbedingungen

Die Heilmittelrichtlinien (HMR) und die dazugehörigen Rahmenbedingungen regeln die „medizinisch notwendigen Leistungen im Heilmittelbereich und die Zusammenarbeit zwischen Ärzten und Therapeuten" (Ferber & Gans, 2004, S. 7). Sie sind 2001 in Kraft getreten und im SGB V im § 92, Katalog verordnungsfähiger Heilmittel, und § 125, Rahmenempfehlungen, verankert. Nach einer Überarbeitung der HMR durch den Gemeinsamen Bundesausschuss gelten sie nun seit 1. Juli 2004 (vgl. GBA, 2004, S. 1ff.).

Sie bilden die für Deutschland gesetzlich verankerten Grundlagen für die ambulante ergotherapeutische Arbeit und die Kooperation mit dem Arzt. Damit setzen sie einen wichtigen Ausgangspunkt für das Berichtsschema, da die Ergotherapeuten verpflichtet sind, diese einzuhalten. Es wird darauf verzichtet, eine vollständige Erläuterung der HMR zu geben. Im Folgenden werden nur die Aspekte aus den HMR erläutert, die sich schwerpunktmäßig auf die Zusammenarbeit und die Dokumentation bzw. Berichterstattung beziehen.

3.1 Kernaspekte der HMR in Bezug zum Verfassen eines Berichtes

In Kapitel VI der HMR „Durchführung und Heilmittelverordnung" (GBA, 2004, S. 22f.) sind Inhalt und Durchführung der Heilmittelverordnung geregelt. Der DVE weist in seiner Ausgabe des Indikationskataloges explizit darauf hin, dass „auf das korrekte und vollständige Ausfüllen des Verordnungsblattes zu achten [ist]" (Ferber & Gans, 2004, S. 39). „Der Arzt ist verpflichtet, den Therapeuten umfassend zu therapierelevanten Sachverhalten zu informieren" (vgl. ebd.), weil durch Angaben zur „Diagnose mit Therapieziel(en) nach Maßgabe des jeweiligen Heilmittelkataloges [und] ergänzende Hinweise (z. B. Befunde, Vor- und Begleiterkrankungen)" (GBA, 2004, S. 22) wichtige Voraussetzungen für die Durchführung der Heilmittelverordnung (u. a. ergotherapeutische Behandlung) geschaffen werden.

Der Vertragsarzt hat zudem die Möglichkeit auf der Verordnung einen Therapiebericht anzufordern (vgl. GBA, 2004, S. 22). Der DVE weist darauf hin, dass „eine Honorierung von individuellen Berichten durch die Kassen zurzeit nicht vorgesehen ist. Daher kann es sich bei diesem angeforderten Bericht nur um eine kurze Rückmeldung handeln“ (Ferber & Gans, 2004, S. 39). Auf der anderen Seite sind „Folgeverordnungen [...] nach Maßgabe des Heilmittelkataloges nur zulässig, wenn sich der behandelnde Vertragsarzt zuvor erneut vom Zustand des Patienten überzeugt hat. Bei der Entscheidung des Vertragsarztes über Folgeverordnungen sind der bisherige Therapieverlauf sowie zwischenzeitlich erhobene Befunde zu berücksichtigen“ (GBA, 2004, S. 4).

Trotz der Tatsache, dass der Bericht – und somit auch die Zeit, die benötigt wird, um den Bericht zu verfassen – nicht vergütet wird, sollten Ergotherapeuten aussagekräftige Berichte schreiben, damit der Pädiater den Therapieverlauf und Outcomes erkennen kann. Somit bekommt er Fakten, um Folgeverordnungen begründen zu können. Daraus ergibt sich für die vorliegende Studie die Notwendigkeit, ein Berichtsschema zu erstellen, das beide Aspekte berücksichtigt.

3.2 WANZ-Kriterien

Laut Absatz 1 des Wirtschaftlichkeitsgebots § 12 SGB V müssen „die Leistungen [...] ausreichend, zweckmäßig und wirtschaftlich sein [und] sie dürfen das Maß des Notwendigen nicht überschreiten. Leistungen, die nicht notwendig oder unwirtschaftlich sind, können Versicherte nicht beanspruchen, dürfen die Leistungserbringer nicht bewirken und die Krankenkassen nicht bewilligen“ (Bundesministerium für Justiz, n. d.).

Der verordnende Arzt und der Leistungserbringer, in diesem Falle der Ergotherapeut, sind demnach dazu verpflichtet, die WANZ-Kriterien zu berücksichtigen.

Die HMR zielen ebenso wie das Wirtschaftlichkeitsgebot „auf eine ausreichende, zweckmäßige und wirtschaftliche Versorgung mit Heilmitteln ab, die das Maß des Notwendigen nicht überschreitet“ (GBA, 2004, S. 23).

Zur Überprüfung gelten die WANZ-Kriterien.

W → wirtschaftlich
A → ausreichend
N → notwendig
Z → zweckmäßig

Eine Versorgung gemäß den WANZ-Kriterien ist laut GBA „nur zu gewährleisten, wenn der verordnende Vertragsarzt und der die Verordnung ausführende Therapeut eng zusammenwirken. Dies setzt voraus, dass zwischen dem Vertragsarzt, der bei der Auswahl der Heilmittel definierte Therapieziele zur Grundlage seiner Verordnung gemacht hat, und dem Therapeuten, der die sachgerechte und qualifizierte Durchführung der verordneten Maßnahme gewährleistet, eine Kooperation sichergestellt ist. Dies gilt insbesondere für den Beginn und die Durchführung der Heilmittelbehandlung" (GBA, 2004, S. 23).

Aus diesem Grund nimmt die Berichterstattung über den eigentlichen Therapieprozess, aber auch über ergänzende Hilfsangebote bzw. Förderungen und die Einbeziehung und Anleitung der Eltern für die häusliche Unterstützung einen hohen Stellenwert ein. Um „das Maß des Notwendigen" (Bundesministerium für Justiz, n. d.) nicht zu überschreiten, sollten andere Verantwortliche, in erster Linie die Eltern, intensiv in die Therapie miteinbezogen und befähigt werden, ihr Kind zu Hause zu fördern. Hierdurch sind auch eine größtmögliche Effizienz und Effektivität gesichert.

3.3 Gemeinsame Rahmenempfehlungen

In den gemeinsamen Rahmenempfehlungen, SGB V, §125, sind Maßnahmen zur Qualitätssicherung verankert. Für die Entwicklung des Berichtsschemas ist v. a. §14 Prozessqualität von Belang. In Absatz 2 steht, dass der Heilmittelerbringer, hier der Ergotherapeut, insbesondere die Dokumentation des Behandlungsverlaufes gemäß Abs. 4 und die Kooperation zwischen Heilmittelerbringer und verordnendem Vertragsarzt zu gewährleisten hat: „Der Heilmittelerbringer hat für jeden behandelten Versicherten eine Verlaufsdokumentation [...] zu führen und kontinuierlich je Behandlungseinheit fortzusetzen" (Ferber & Gans, 2004, S. 53). Durch eine kontinuierliche Verlaufsdokumentation kann der Ergotherapeut mit einem relativ geringen

Zeitaufwand einen Bericht an den verordnenden Arzt schreiben und somit die Kooperation sicherstellen.

Im Rahmen der Ergebnisqualität in § 15 ist die Leitsymptomatik bei Beginn der Behandlungsserie mit dem tatsächlich erreichten Zustand am Ende unter Berücksichtigung des Therapieziels gemäß der ärztlichen Verordnung sowie des Befindens und der Zufriedenheit des Versicherten zu vergleichen (vgl. Ferber & Gans, 2004, S. 53). In ergotherapeutischen Berichten sollte demnach also immer wieder eine Überprüfung der zu Beginn angeführten Leitsymptomatik mit im Behandlungsverlauf erzielten Ergebnissen erfolgen.

4 Occupational Therapy Practice Framework

Das Occupational Therapy Practice Framework (OTPF) 2nd Edition ist das aktuellste in einer Reihe von offiziellen Dokumenten des Amerikanischen Verbandes der Ergotherapeuten – der AOTA. „Anlass für die Erarbeitung des ersten Vorläufers war die Vorgabe des US-Gesundheitsministeriums, ein einheitliches Berichtssystem einschließlich einer einheitlichen Terminologie für das Krankenhausabrechnungssystem einzuführen" (Reichel, 2005, S. 32). Dieser erste Vorläufer wurde 1979 veröffentlicht und seitdem ständig überarbeitet und weiterentwickelt. Die 2nd Edition ist im American Journal of Occupational Therapy in Ausgabe 62 im Jahr 2008 veröffentlicht worden. Das OTPF 2nd Edition umschreibt eine ergotherapeutische Terminologie und stellt den zentralen Zuständigkeitsbereich der Profession dar.

Das Framework ist in zwei große Bereiche unterteilt:

- den Gegenstandsbereich (= domain, Anmerk. der Verf.), der die spezifische Sichtweise, Fachkenntnisse und das Können der Profession bündelt und begründet und
- den dynamischen, klientenzentrierten Ergotherapieprozess der Evaluation und Intervention mit dem spezialisierten Blickwinkel der Profession auf den Einsatz von Betätigung.

Der Gegenstandsbereich und der Prozess sind nur theoretisch voneinander trennbar. Der Gegenstandsbereich definiert den Bereich der menschlichen Betätigung, auf den der Prozess angewendet wird (vgl. Reichel, 2005, S. 61). Beide Bereiche sind in der Realität unentwirrbar miteinander verbunden (vgl. Smith Roley et al., 2008, S. 626).

In der Überarbeitung aus dem Jahr 2008 wird folgendes übergeordnete Ziel hervorgehoben:

„All people need to be able or enabled to engage in the occupations of their need and choice, to grow through what they do, and to experience independence or interdependence, equality, participation, security, health, and well-being" (Wilcock und Townsend, 2008, S. 198, zitiert in Smith Roley et al., 2008, S. 625).

Das Berichtsschema basiert auf dem OTPF, da laut Reichel (vgl. 2005, S. 48f.) heutzutage eine einheitliche Beschreibung der Berufspraxis notwendig sei, um die Qualitätssicherung zu unterstützen. Zudem ist ein theoretisch untermauerter Kontext, besonders vor dem Hintergrund einer gesundheitspolitisch immer bedeutsamer werdenden Wirksamkeitsnachweis-Forschung, wichtig. „Denn durch eine einheitliche Beschreibung des Therapie-Prozesses wird transparenter, was unter qualitativ guter Ergotherapie zu verstehen ist und was nicht" (Reichel, 2005, S. 48). Ein weiterer Grund, das OTPF für das Berichtsschema zu nutzen, resultiert aus der Tatsache, dass die Terminologie einheitlich zur ICF ist. „Dies äußert sich z. B. darin, dass die client factors identisch mit den Körperfunktionen und -strukturen (in der ICF) definiert werden und die Framework-Begrifflichkeiten den ICF-Begriffen gegenübergestellt werden" (Reichel, 2005, S. 49).

Im Folgenden wird auf beide Teile des Frameworks eingegangen.

4.1 Gegenstandsbereich

Die Rolle der Ergotherapie und ihr gesellschaftlicher Beitrag haben sich in den letzten Jahren fortwährend entwickelt (vgl. Reichel, 2005, S. 61). Die Betätigung des Menschen rückt zunehmend in den Mittelpunkt der ergotherapeutischen Behandlung. So richten die Ergotherapeuten in der Therapie ihre Bemühungen darauf, den Klienten zu unterstützen, Betätigungen auszuführen.

Der Gegenstandsbereich der Ergotherapie wird mit ‚dem Eingebundensein in Betätigung, um die Partizipation im jeweiligen Kontext zu unterstützen' umfassend beschrieben. „Dieses Eingebundensein in Betätigung wird als Fokus und als angestrebtes Ziel ergotherapeutischer Intervention formuliert" (Reichel, 2005, S. 38).

Der Gegenstandsbereich ist zum besseren Verständnis in verschiedene Aspekte unterteilt. Alle diese Aspekte sind gleichwertig zu betrachten. Zusammen tragen sie miteinander zum Eingebundensein des Klienten in Betätigung, Partizipation und Gesundheit bei (vgl. Smith Roley et al., 2008, S. 628).

Die beiden Abbildungen aus dem Jahr 2002 und dem Jahr 2008 verdeutlichen die Weiterentwicklung des Gegenstandsbereiches. Die grau unterlegten Begriffe illustrieren die Veränderungen im Sinne der ICF.

Eingebunden sein in Betätigung zur Unterstützung der Partizipation im Kontext

a) Performanz in Betätigungsbereichen

Aktivitäten des täglichen Lebens (ADL)*
Instrumentelle Aktivitäten des täglichen Lebens (IADL)
Bildung
Arbeit
Spiel
Freizeit
Soziale Partizipation

b) Performanz-Fertigkeiten

- Motorische Fertigkeiten
- Verarbeitungsfertigkeiten
- Kommunikations- und Interaktionsfertigkeiten

c) Performanz-Muster

- Gewohnheiten
- Routinen
- Rollen

d) Kontext

- Kulturell
- Physisch
- Sozial
- Persönlich
- Spirituell
- Zeitlich
- Virtuell

e) Aktivitätsanforderungen

- Gebrauch von Objekten und deren Eigenschaften
- Raumanforderungen
- Soziale Anforderungen
- Abfolge und Zeit einteilen
- Erforderliche Handlungen
- Erforderliche Körperfunktionen
- Erforderliche Körperstrukturen

f) Klientenfaktoren

- Körperfunktionen
- Körperstrukturen

* Auch bezeichnet als basic activities of daily living (BADL) oder personal activities of daily living (PADL)

Abbildung 1: Gegenstandsbereich der Ergotherapie – AOTA 2002

Areas of Occupation	Client Factors	Performance Skills	Performance Patterns	Context and Environment	Activity Demands
Activities of Daily Living (ADL)* Instrumental Activities of Daily Living (IADL) Rest and Sleep Education Work Play Leisure Social Participation * Also referred to as basic activities of daily living (BADL) or personal activities of daily living (PADL)	Values, Beliefs and Spirituality Body Functions Body Structures	Sensory Perceptual Skills Motor and Praxis Skills Emotional Regulation Skills Cognitive Skills Communication and Social Skills	Habits Routines Roles Rituals	Cultural Personal Physical Social Temporal Virtual	Objects Used and Their Properties Space Demands Social Demands Sequencing and Timing Required Actions Required Body Functions Required Body Structures

Abbildung 2: Aspekte des Gegenstandsbereichs – AOTA 2008

4.2 Prozess

Das Prozessmodell der AOTA bietet durch seine eindeutige Dreiteilung in die Phasen Evaluation, Intervention und Outcome eine Struktur, die in vielen Berufsfeldern für die Beschreibung von Behandlungsprozessen genutzt wird (vgl. Berufsprofil, 2004, S. 193). Dass Ergotherapeuten während des Prozesses den Fokus auf Betätigung legen, macht nach Reichel die Anwendung und den Einsatz dieses Prozesses einzigartig (vgl. 2005, S. 71).

„Only occupational therapy practitioners focus this process toward the end-goal of supporting health and participation in life through engagement in occupations" (Smith Roley et al., 2008, S. 646).

Das Berichtsschema erhält durch den Prozess des OTPF eine theoretische Untermauerung, die Ergotherapeuten in der Praxis leiten und unterstützen kann. „Denn prozesshaftes Vorgehen ist ein wesentlicher Anteil des ergotherapeutischen Handelns und bildet die Basis, auf der Ergotherapeuten den Veränderungsprozess innerhalb der Klient-Therapeut-Betätigungs-Beziehung modellieren und organisieren" (Berufsprofil, 2004, S. 189). Mit der Gliederung in Evaluation, Intervention und Outcome kann der Therapeut strukturiert vorgehen und hiermit dem Arzt verdeutlichen, ob seine Therapie effektiv ist. Zudem kann er begründen, weshalb sie weitergeführt oder beendet werden sollte. Im Folgenden wird der Prozess mit den drei Phasen linear beschrieben. Tatsächlich läuft der Prozess nicht „step-by-step" ab, sondern dynamisch und variabel (vgl. Smith Roley et al., 2008, S. 647). Er ermöglicht dem Ergotherapeuten weiterhin an einem angestrebten Outcome zu arbeiten und gleichzeitig kontinuierlich Veränderungen, neue Entwicklungen zu evaluieren und die geplante Intervention daran anzupassen (vgl. ebd.).

4.2.1 Evaluationsprozess

„Der Input des Klienten ist für diesen Prozess zentral und die Prioritäten des Klienten leiten die getroffenen Wahlmöglichkeiten und Entscheidungen während des Evaluationsprozesses" (Reichel, 2005, S. 20). Dieser Prozess ist im Berichtsschema von großer Bedeutung, da auf ihm alle folgenden Schritte basieren und hier die Ziele formuliert werden. Der Therapeut kann sich darauf konzentrieren, was der Klient möchte, und die Faktoren identifizieren, die als Unterstützung oder Barriere für Performanz auftreten.

Die ergotherapeutische Zielsetzung nimmt im therapeutischen Prozess einen zentralen Stellenwert ein und bildet die Grundlage jeglicher Interventionen. Zudem ist nach Steinhagen (vgl. 2004, S. 34f.) die Formulierung der Therapieziele ein zentraler Bestandteil therapeutischen Handelns. Ist die Evaluation beendet, kann der Erstbericht des Berichtsschemas mit einer genauen Zielsetzung geschrieben werden (s. Kap. 7.2).

Der Evaluationsprozess ist in zwei Unterschritte gegliedert:

I. Betätigungsprofil
Ein Betätigungsprofil ist der initiale Schritt im Evaluationsprozess und definiert als „Informationen, die die Betätigungsgeschichte und -erfahrungen des Klienten beschreiben, die alltäglichen Muster, Interessen, Werte und Bedürfnisse" (Smith Roley et al., 2008, S. 649). Durch die Erstellung des Betätigungsprofils identifiziert der Therapeut die Probleme und Anliegen des Klienten in Bezug auf seine Betätigungsausführung und Alltagsaktivitäten und erfasst somit umfassend die Prioritäten des Klienten (vgl. Reichel, 2005, S. 77). Diese Informationen sind essentiell für weitere Maßnahmen, wie die Anwendung von Assessment-Tools, Interventionen und Ziele.

Nach Smith Roley et al. (vgl. 2008, S. 650) werden im Betätigungsprofil folgende Daten gesammelt:

- Informationen darüber, wer der Klient sei (Person, inklusive Familie, Sorgeberechtigte und andere wichtige Personen, Einzelperson, Gruppe, Organisation, Bevölkerungsgruppe)

- Informationen darüber, warum der Klient die Behandlung aufsuche und was seine gegenwärtigen Anliegen bezogen auf das Eingebundensein in Betätigung und Alltagsaktivitäten seien.
- Informationen darüber, welche Betätigungsbereiche erfolgreich seien und welche Probleme oder Risiken verursachen würden.
- Angaben darüber, welche Kontexte und Umwelten Eingebundensein in erwünschten Betätigungen unterstützen würden und welche dies verhindern würden.
- Informationen über die Betätigungsgeschichte des Klienten, beispielsweise Lebenserfahrungen, Werte, Interessen, frühe Muster von Betätigungen und Alltagsaktivitäten.
- Angaben darüber, was die Prioritäten und die gewünschten oder ungewünschten Outcomes des Klienten seien.

Nachdem die Profildaten gesammelt sind, überprüft der Therapeut die Informationen und entwickelt eine Arbeitshypothese. Er berücksichtigt mögliche Gründe für die identifizierten Probleme und Anliegen und identifiziert die Stärken und Schwächen des Klienten. Er wählt einleitend Outcome-Messinstrumente aus (vgl. Reichel, 2005, S. 79).

II. Analyse der Betätigungsperformanz

Bei der Analyse der Betätigungsperformanz identifiziert der Therapeut die für die Performanz eingesetzten Fertigkeiten und Muster und evaluiert andere Aspekte des Eingebundenseins in Betätigung, die die Fertigkeiten und Muster beeinflussen. Die zusammengetragenen Informationen über den Klienten aus dem Betätigungsprofil leiten die Entscheidungen des Therapeuten während der Analyse. Mit diesen Informationen wählt der Therapeut spezifische Betätigungen oder Aktivitäten aus (vgl. Reichel, 2005, S. 79).

In der 2nd Edition des OTPF wird darauf hingewiesen, dass der Gebrauch standardisierter Assessments eine hohe Priorität haben soll, um „reliable und valide Informationen" zu erhalten (vgl. Smith Roley et al., 2008, S. 651).

Die Definition von Assessments ist in Deutschland noch sehr unterschiedlich. Die korrekte deutsche Übersetzung ist Untersuchungs- oder Bewertungsverfahren. Der bisher in der ergotherapeutischen Praxis gebräuchliche Begriff Befunderhebung ist jedoch nicht umfassend genug, um auf alle Bewertungsverfahren angewendet zu werden (vgl. Fischer, n.d.1, S. 4). Durch die Assessments kann der Therapeut effektiv

Informationen über den Klienten sammeln, aber auch Fortschritte des Klienten messen, die wiederum durch das Berichtsschema dem Arzt kenntlich gemacht werden.

Ein Evaluationsplan sollte so aufgebaut sein, dass er Klienteninformation, Überweisungsinformationen, das Beschäftigungs- bzw. Tätigkeitsprofil, Assessments, eine Zusammenfassung inklusive Analyse und Empfehlungen umfasst (vgl. Youngstrom et al., 2003, S. 646ff.).

4.2.2 Interventionsprozess

Der Interventionsprozess besteht aus ausgewählten Aktionen, die der Ergotherapeut in Zusammenarbeit mit dem Klienten ausgewählt hat. Ergotherapeut und Klient streben das Eingebundensein durch Betätigung an. Der Ergotherapeut nutzt die gesammelten Informationen aus der Evaluationsphase, sein Fachwissen, therapeutische Ansätze, um betätigungsorientierte Interventionen („occupation-centered interventions") zu planen und umzusetzen (vgl. Smith Roley et al., 2008, S. 652).

Der Interventionsprozess ist in drei Unterschritte unterteilt:

I. Interventionsplan
Der Interventionsplan lenkt die Aktionen des Ergotherapeuten. Er beschreibt die gewählten therapeutischen Ansätze und Arten der Intervention, wie Behandlung und/ oder Beratung, um die angestrebten Ziele des Klienten zu erreichen. Der Interventionsplan wird in Zusammenarbeit mit dem Klienten entwickelt (vgl. Smith Roley et al., 2008, S. 655).

Die Entwicklung des Plans wird durch folgende Punkte mit beeinflusst:

- Ziele, Werte, Überzeugungen des Klienten und Handlungsbedürfnisse (occupational needs)
- Gesundheit und Wohlbefinden des Klienten
- Performanzfertigkeiten und Performanzmuster des Klienten
- Einfluss von Kontext, Umwelt, Aktivitätsanforderungen und Klientenfaktoren
- Kontext des Settings, die Umstände, in denen die Intervention stattfindet (z. B. Erwartungen der Betreuenden, Ziel der Organisation, Vorgaben der Kostenträger oder anwendbare Vorschriften [= applicable regulations, Anmerkung der Verfasser])
- beste verfügbare Evidenz (vgl. ebd.)

Die Interventionsplanung beinhaltet nachfolgende Schritte:

- Entwicklung eines Plans zusammen mit dem Klienten
- Berücksichtigen möglicher Entlassungsnotwendigkeiten und -pläne
- Auswählen der Outcome- Messinstrumente
- Empfehlungen geben oder nach Bedarf an andere überweisen (vgl. ebd.)

Der Plan enthält:

- objektive, messbare Ziele inklusive eines Zeitplanes
- ergotherapeutischer Ansatz mit folgenden möglichen Zwecken
  - Erzeugen oder Fördern
  - Aufbauen oder Wiederherstellen
  - Erhalten
  - Verändern
  - Vorbeugen
- Formalien für die Behandlung (vgl. ebd.)

II. Interventionsumsetzung

Hier wird der Plan in Handlung umgesetzt. Mithilfe eines qualifizierten Prozesses werden die Faktoren des Klienten, der Aktivitäten und des Kontextes und der Umwelt verändert.

Dabei wird das Ziel verfolgt, die Faktoren dahin gehend positiv zu verändern, dass das angestrebte Eingebundensein in Betätigung vom Klienten erreicht wird.

Die Intervention kann sich dabei auf einen einzelnen Aspekt oder auf mehrere Aspekte des Domains (Gegenstandsbereich, Anmerkung der Autoren) beziehen (vgl. Smith Roley et al., 2008, S. 656).

Aufgrund der Auffassung, dass die einzelnen Aspekte des Domains untrennbar miteinander verwoben sind, erwartet der Ergotherapeut während der Intervention, dass die Fähigkeit des Klienten, sich in einem Bereich anzupassen, zu verändern und zu entwickeln auch einen Effekt auf andere Bereiche des Domains hat. Aus diesem Grund muss er während der gesamten Interventionsphase immer wieder seine Planung überprüfen und anpassen.

Die Interventionsumsetzung beinhaltet nach Reichel (2005, S. 82) folgende Schritte:

- „Feststellen und Ausführen der Art der eingesetzten ergotherapeutischen Intervention […] therapeutischer Einsatz der eigenen Person, therapeutischer Einsatz von Betätigungen und Aktivitäten, […] Beratungsprozess (Rücksprache, Absprache, Beratung), Lernprozess […]".

In der überarbeiteten Ausgabe des Frameworks fügen Smith Roley et al. (2008, S. 654) das Engagement hinzu

- „Advocacy-Efforts directed toward promoting occupational justice and empowering clients to seek and obtain resources to fully participate in their daily life occupations" (ebd.).
- „Die Reaktion des Klienten auf die Intervention beobachten und überwachen, basierend auf laufenden und wiederholten Assessments" (Reichel, 2005, S. 82).

III. Interventionsüberprüfung
Dies ist ein fortlaufender Prozess, in dem der Therapeut den Interventionsplan kontinuierlich evaluiert und auf die Effektivität seiner Umsetzung und der Fortschritte auf die angestrebten Ziele hin überprüft.

Die Überprüfung der Intervention beinhaltet nach Reichel (vgl. 2005, S. 83) folgende Schritte:

- Erneutes Evaluieren des Plans und wie dieser mit dem Klienten umgesetzt wird im Hinblick auf das Erreichen der angestrebten Outcomes
- Verändern des Plans nach Bedarf
- Bestimmung des Bedarfs nach Fortsetzung, Beendigung oder Überweisung

Die Interventionsüberprüfung beinhaltet auch eine abschließende Beurteilung der gesamten ergotherapeutischen Behandlung. Dies schließt auch eine Betrachtung mit ein, wie zufrieden der Klient ist und wie er seinen Fortschritt wahrnimmt (vgl. Smith Roley et al., 2008, S. 656f.).

4.2.3 Outcome-Prozess

Outcomes sind das Endresultat der ergotherapeutischen Behandlung und beschreiben, was Ergotherapie mit Klienten erreichen kann (vgl. Smith Roley et al., 2008, S. 660).

Drei untrennbar miteinander verknüpfte Konzepte definiert die AOTA als übergeordnete ergotherapeutische Outcomes:

- Gesundheit – als positives Konzept der sozialen und persönlichen Ressourcen sowie körperlicher Fähigkeiten (WHO, 1986, zitiert in Smith Roley et al., 2008, S. 660)
- Partizipation – als „Einbezogensein in eine Lebenssituation" (WHO, 2001, S. 10, zitiert nach Smith Roley et al., 2008, S. 660)
- „Eingebundensein in Betätigung – das Einlassen auf Betätigungen oder Aktivitäten als Folge von eigener Wahl, Motivation und Bedeutung, und beinhaltet die objektiven und subjektiven Aspekte des Ausführens von Betätigungen und Aktivitäten, die für die Person bedeutsam und sinnvoll sind" (WHO, 2001, S. 10, zitiert nach Reichel, 2005, S. 84).

Ergotherapie verfolgt mit dem Klienten Möglichkeiten, um in diese Betätigungen eingebunden zu sein. Um den Erfolg darin einschätzen zu können, wählen Ergotherapeuten beobachtbare Outcomes, die sie beurteilen können. Darin berücksichtigen sie die hypothetischen Beziehungen zwischen den verschiedenen Aspekten der Betätigungsperformanz (vgl. Smith Roley et al., 2008, S. 660). Ist z. B. ein Kind in der Lage, seinen Schreibtisch zu Hause mit seinen Utensilien für die Hausaufgaben einzurichten (performance pattern) und die Stiftführung adäquat auszuführen (body functions), ist es in der Lage, seine Hausaufgaben zu machen (Aktivität)?

Der Ergotherapeut wählt zur Beurteilung des Ergebnisses (= outcome, Anmerkung der Autoren) outcome assessments, die angemessen für die Bedürfnisse und Wünsche des Klienten sind und kongruent zum angewendeten Praxismodell sind. Die outcome assessments sollten möglichst auf standardisierten Methoden basieren bzw. durch nachvollziehbare Entscheidungen eigener Erhebungen und vorhandene Evidenz belegt werden. Zusätzlich ist die Empfindung des Klienten entscheidend, wie erfolgreich er die Ergebnisse der ergotherapeutischen Behandlung einschätzt (vgl. ebd.).

Die vom Klienten selbst wahrgenommene verbesserte Betätigung, selbst wahrgenommene Freude, Selbstvertrauen und Zuversicht auf das Leben und seine Möglichkeiten sind wertvolle Outcomes.

„Z. B. Eltern, deren Kind Ergotherapie bekommt, würdigen das Verhalten ihres Kindes in einer neuen Art und Weise und bekommen dadurch eine neue wahrgenommene Zugkraft in der Ausübung ihrer Elternrolle" (Cohn, 2001; Cohn, Miller & Tickle-Degnan, 2000; zit. in Smith Roley et al., 2008, S. 661).

Das Outcome ist die „Feststellung des Erfolgs durch das Erreichen der gewünschten und angestrebten Ergebnisse. Informationen aus dem Ergebnis-Assessment werden dazu genutzt, zukünftige Handlungen mit dem Klienten zu planen und das Behandlungsprogramm zu evaluieren" (Reichel, 2005, S. 41). Die Umsetzung des Outcome-Prozesses beinhaltet nach Smith Roley et al. (vgl. 2008, S. 661) folgende Schritte:

- Auswahl eines geeigneten Messinstruments zum angestrebten Outcome. Angestrebte Outcomes können in der Betätigungsperformanz, Adaption, Gesundheit und Wohlbefinden, Partizipation, Prävention und dem möglichen Eintreten für sich Selbst liegen. Ein weiteres mögliches Outcome ist der Anspruch darauf, Betätigungen auszuführen mit der Unterstützung durch andere. Z. B. durch einen Zivildienstleistenden, der das Kind in der Schule unterstützt, indem er für das Kind schreibt.
  - Die Auswahl der Ergebnis-Messinstrumente geschieht früh im Interventionsprozess (siehe Evaluationsprozess, Abschnitt Betätigungsprofil)
  - Die Ergebnis-Messinstrumente, die ausgewählt werden, sind valide, reliabel, angemessen veränderungssensitiv für die Betätigungsperformanz des Klienten und sie stimmen mit den angestrebten Outcomes überein.
  - Die Auswahl eines Outcome-Maßes oder Instrumentes für einen bestimmten Klienten sollte mit den Zielen des Klienten übereinstimmen.
  - Die Auswahl eines Outcome-Messinstrumentes sollte unter Berücksichtigung seiner tatsächlichen oder angeblichen Fähigkeit beinhalten, zukünftige Outcomes vorherzusagen (Reichel, 2005, S. 85).
- Outcome wird gemessen und eingesetzt.
  - Den Fortschritt auf die Zielrichtung hin mit den angestrebten Outcomes während des gesamten Interventionsprozesses vergleichen.
  - Ergebnisse befunden und einsetzen, um Entscheidungen über zukünftige Ausrichtung der Intervention zu treffen (z. B. Andauern der Intervention, Verändern der Intervention, Beenden der Intervention, Nachsorge anbieten, an andere Dienste überweisen) (vgl. ebd.).

5 ICF

Bei der International Classification of Functioning, Disability and Health handelt es sich um ein Klassifikationsmodell, das die ICD-10 der Weltgesundheitsorganisation ergänzt und bereits 2001 ausgearbeitet wurde. Während die ICD-10 Symptome bündelt und zu bestimmten Krankheitsbildern zusammenfasst, werden in der ICF Funktionsfähigkeiten, Symptome und Problemsituationen ausführlich beschrieben. Die deutsche Fassung ‚Internationale Klassifikation der Funktionsfähigkeit, Behinderung und Gesundheit' wurde vom Deutschen Institut für medizinische Dokumentation und Information (DIMDI) herausgegeben und kann unter http://www.dimdi.de kostenlos heruntergeladen werden. Im Nachfolgenden wird zunächst auf den Aufbau der ICF eingegangen und anschließend Bezug zur Ergotherapie und dem Berichtschema genommen.

5.1 Aufbau der ICF

Die ICF wurde von der Weltgesundheitsorganisation als Mehrzweckklassifikation für verschiedene Disziplinen und Anwendungsbereiche entwickelt und umfasst den individuellen gesundheitsbezogenen Zustand. Gesundheit und Gesundheitszustand werden von der ICF mit einem bio-psycho-sozialen Ansatz gesehen, der sich mit der WHO-Definition von Gesundheit deckt: „Gesundheit ist ein Zustand vollkommenen körperlichen, geistigen und sozialen Wohlbefindens und nicht allein das Fehlen von Krankheit und Gebrechen" (Gesundheitsseite des DGB-BWT Thüringen, n. d.).

„Bei der ICF geht es um das Phänomen der funktionalen Gesundheit und ihrer Beeinträchtigung" (Schuntermann, 2007, S. 19).

Nach Schuntermann (ebd.) ist eine Person […] funktional gesund, wenn […]:

- ihre körperlichen Funktionen und ihre Körperstrukturen allgemein anerkannten (statistischen) Normen entsprechen
- sie das tut oder tun kann, was von einem Menschen ohne Gesundheitsproblem erwartet wird
- sie ihr Dasein so entfalten kann, wie es von einem Menschen ohne gesundheitsbedingte Beeinträchtigungen erwartet wird.

In diesem Zusammenhang spricht die WHO auch von Funktionsfähigkeit. Dies ist ein Oberbegriff, der alle Körperfunktionen und Aktivitäten sowie Partizipation (Teilhabe) umfasst. Das Teilhabekonzept bezieht sich im Wesentlichen auf Selbstbestimmung und Lebensqualität des Klienten. „Hierdurch soll erreicht werden, dass der Rehabilitand wieder ein unabhängiges, selbstbestimmtes und gleichberechtigtes Leben führen kann (vgl. Schuntermann, 2007, S. 63). In dem Berichtsschema wird das Teilhabekonzept insofern berücksichtigt, da hier auch auf die Lebensqualität eingegangen wird.

Behinderung dient als Oberbegriff für Schädigungen, Beeinträchtigungen der Aktivität und Beeinträchtigung der Partizipation (Teilhabe). Darüber hinaus listet die ICF Umweltfaktoren auf, die mit den genannten Konstrukten in Wechselwirkung stehen (vgl. WHO, 2005, S. 9).

Das allgemeine Ziel der ICF-Klassifikation ist, in einheitlicher und standardisierter Form eine Sprache und einen Rahmen zur Beschreibung von Gesundheits- und mit Gesundheit zusammenhängenden Zuständen zur Verfügung zu stellen. „Darüber hinaus stellt sie ein systematisches Verschlüsselungssystem für Gesundheitsinformationssysteme bereit und ermöglicht Datenvergleiche zwischen Ländern, Disziplinen im Gesundheitswesen, Gesundheitsdiensten sowie im Zeitverlauf" (Schuntermann, 2007, S. 81).

Die ICF gliedert sich in zwei Teile:

I. Funktionsfähigkeit und Behinderung

Dieser Bereich besteht zum einen aus den Komponenten Körperfunktionen und Körperstrukturen, zum anderen aus Aktivitäten und Partizipation (Teilhabe). Die Komponenten der Funktionsfähigkeit und Behinderung in der ICF können in zweifacher Weise betrachtet werden. Sie können einerseits verwendet werden, um Probleme aufzuzeigen, z. B. Schädigungen, Beeinträchtigungen der Aktivität oder Beeinträchtigung der Partizipation. Dies wird unter dem Oberbegriff Behinderung zusammengefasst. Andererseits können sie verwendet werden, um nicht-problematische, beispielsweise neutrale Aspekte des Gesundheitszustands und der mit Gesundheit zusammenhängenden Zustände aufzuzeigen. Diese sind unter dem Oberbegriff Funktionsfähigkeit zusammengefasst. Die Funktionsfähigkeit und Behinderung eines Menschen wird als eine dynamische Interaktion zwischen dem Gesundheitsproblem (Krankheiten, Gesundheitsstörungen, Verletzungen, Traumen usw.) und den Kontextfaktoren aufgefasst (vgl. WHO, 2005, S. 13).

II. Kontextfaktoren
Die Umweltfaktoren sowie die personenbezogenen (oder persönlichen) Faktoren werden als Kontextfaktoren zusammengefasst. Dabei unterscheidet man zwischen Faktoren, die positive Auswirkungen auf die funktionale Gesundheit haben, sogenannte (externe/interne) Förderfaktoren, und negativen Faktoren, sogenannte (externe/interne) Barrieren. Kontextfaktoren bestehen aus:

a) Umweltfaktoren
Sie bilden die materielle, soziale und einstellungsbezogene Umwelt ab, in der Menschen leben und ihr Dasein entfalten. Sie sind in der ICF klassifiziert.

Die Umwelt stellt einen wichtigen Faktor innerhalb der pädiatrischen Behandlung dar. Die Umweltfaktoren können die funktionale Gesundheit sowohl positiv (Förderfaktoren) als auch negativ (Barrieren) beeinflussen. Für den Therapeuten ist es wichtig, nicht nur auf die Besserung der Leistungsfähigkeiten des Klienten einzugehen. „Bestehende Barrieren oder fehlende Förderfaktoren können die Umsetzung der Leistungsfähigkeiten in Leistungen erschweren oder verhindern" (Schuntermann, 2007, S. 64). Es ist also notwendig, im Berichtsschema etwaige bestehende Barrieren oder fehlende Förderfaktoren zu identifizieren, zu berücksichtigen und Maßnahmen zu ergreifen, damit die Barrieren abgebaut werden und Förderfaktoren geschaffen werden.

b) personenbezogenen Faktoren
Sie sind der besondere Hintergrund des Lebens und der Lebensführung einer Person und umfassen Gegebenheiten des Individuums, die nicht Teil des Gesundheitsproblems oder -zustandes sind. Barrieren und Förderfaktoren beziehen sich auch auf die personenbezogenen Faktoren. Diese sind derzeit in der ICF noch nicht klassifiziert (vgl. WHO, 2005, S. 14).

5.2 ICF for Children and Youth

Aufgrund der Besonderheiten im Kindes- und Jugendalter beauftragte die WHO von 2002 bis 2006 eine spezielle Arbeitsgruppe, Ergänzungen zur ICF zu erarbeiten, da die Aspekte der Entwicklung einer Person (beispielsweise das Lernverhalten) bisher außer Acht gelassen wurden.

Die Arbeitsgruppe hatte sich zum Ziel gesetzt, ein gemeinsames Kommunikationssystem zwischen den mit Kindern und Jugendlichen mit besonderen Entwicklungsrisiken befassten Fachdisziplinen und Institutionen auszubilden, welches

- mehrdimensionale Diagnostik abbildet,
- eine abgestimmte Behandlungsplanung ermöglicht,
- Verläufe dokumentieren kann,
- alle relevanten Dimensionen erfasst
- und nicht defizit-, sondern ressourcenorientiert ist

(vgl. Simeonsson et al., 2006, S. 3).

In der ICF for Children and Youth gibt es folgende Erweiterungen:

- Körperfunktionen: mentale Funktionen, Wahrnehmung, genitale Funktionen
- Aktivitäten und Partizipation: Lernen, Spiel, kindspezifische Fortbewegung und Kommunikation
- Umweltfaktoren: Spielzeug, kindgerechte Umwelt, Hilfsmittel

(vgl. DGSJ, n.d.).

Die von der WHO verabschiedete Kinderversion der ICF, die ICF-CY, kann die spezielle Situation von Kindern und Jugendlichen besser erfassen, weil Kinder gewisse Funktionen erst entwickeln müssen. Umweltfaktoren – konkret meist die Eltern – haben einen großen Einfluss; bei kleinen Kindern werden die Partizipationsmöglichkeiten ganz von den Eltern bestimmt. Einige wenige Items der ICF, beispielsweise betreffend Menopause, sind gestrichen, andere, etwa betreffend Spielen, ergänzt worden. Im Ganzen ist die Version der ICF für Kinder und Jugendliche etwas länger (vgl. Hollenweger & Steiner, 2006, S. 6).

Für das Berichtsschema ist die Entwicklung der ICF-CY von Bedeutung, da es eine Spezialisierung in Bezug auf den Fachbereich Pädiatrie bietet. Behinderte, chronisch kranke oder rehabilitationsbedürftige Kinder werden häufig von einem multidisziplinären Team betreut. Voraussetzung für gemeinsam geplantes Handeln ist das gleiche Problemverständnis.

Durch die neue ICF-CY-Klassifikation können bestehende Kommunikationsschwierigkeiten ausgeräumt werden, da sie, ebenso wie die ICF, eine gemeinsame Sprache möglich macht. Die Anwendung der ICF-CY trägt dazu bei, eine umfassende Beschreibung der Situation eines Kindes zu erlangen, sie bietet Orientierung bei der interdisziplinären Planung und Durchführung von Interventionen und steuert Angebote und Ressourcen (vgl. Hollenweger, 2007).

Jedoch ist die Entwicklung der ICF-CY ein erster Entwurf und wurde im Herbst 2007 vorerst nur in englischer Sprache veröffentlicht. „Im Moment läuft die Vernehmlassung [Stellungnahme, Verlautbarung' Anmerkung der Verfasser] dazu, welche Anpassungen bereits jetzt sinnvoll sind und welche erst in eine allgemeine ICF-Revision einfließen sollten. Bevor diese in Angriff genommen werden kann, müssen nun aber ein paar Jahre lang Erfahrungen gesammelt werden. Erst dann lässt sich fundiert beurteilen, was sich bewährt und was nicht" (Hollenweger & Steiner, 2006, S. 6).

5.3 ICF und die Ergotherapie

Das ergotherapeutische Wahrnehmen, Denken und Handeln befindet sich, ebenso wie das eigene Berufsverständnis, in einer Phase des Umbruchs und des Wandels. Die gesellschaftspolitischen, soziodemographischen, medizintechnischen, sozialwissenschaftlichen, informationstechnischen und wirtschaftlichen Entwicklungen beeinflussen die Rahmenbedingungen ergotherapeutischen Handelns und führen zu einer Erweiterung der Aufgabenfelder und Tätigkeiten in der Ergotherapie. Gleichzeitig tragen auch ergotherapeutische Modelle, Theorien und Forschungsergebnisse aus dem angelsächsischen Raum maßgeblich zur Entwicklung eines veränderten ergotherapeutischen Verständnisses bei. Auch das Gesundheitswesen erfährt seit einigen Jahren Veränderungen, die es erschweren, von einem sicheren Rahmen für das ergotherapeutische Handeln auszugehen. Neben diesen Entwicklungen sind die Ergotherapeuten aufgefordert, ihre Leistungen adäquat zu dokumentieren und transparent zu machen (vgl. Berufsprofil, 2004, S. 201ff.).

Obwohl durch die Übernahme ergotherapeutischer Modelle und Theorien auch die mit ihnen übernommenen Begriffe zunehmend verwendet werden, verfügt die deutschsprachige Ergotherapie jedoch noch nicht über eine einheitliche Fachterminologie. Potenziell wäre es anhand der ICF möglich, eine einheitliche Terminologie anzustreben, da für jede ICF-Komponente eine Entsprechung in ergotherapeutischen Begriffen der konzeptionellen Modelle zu finden ist (vgl. Berufsprofil, 2004, S. 179).

Im Berichtsschema wird die ICF-Terminologie berücksichtigt, da es laut Berufsprofil (vgl. 2004, S. 173) sinnvoll sei, die ICF in der eigenen Berufspraxis zu nutzen, um Berufsbild und das eigene berufliche Handeln mithilfe eines interdisziplinären Modells nach außen darzustellen. Außerdem weisen die theoretischen Grundlagen der ICF zur menschlichen Handlung viele Ähnlichkeiten zu den Theorien der Ergotherapie über menschliche Betätigung auf. „[...] Darüber hinaus bietet die Klassifikation eine wissenschaftliche Grundlage für interdisziplinäre, institutionsübergreifende und internationale Zusammenarbeit, Kommunikation, Dokumentation, Evaluation und Forschung" (Berufsprofil, 2004, S. 173).

Ergotherapeut und Pädiater können sich auf dieser Grundlage fachlich austauschen, folglich kann sich durch die Anwendung des Berichtsschemas die Qualität interdisziplinärer, klinischer Praxis verbessern. „Je präziser die Probleme diagnostiziert und nach einheitlicher Sprache dokumentiert werden, desto bedarfsgerechter, ziel- und passgenauer können diese durch Prävention oder Intervention, die meist multiprofessionell und interdisziplinär ausgelegt sind, angegangen werden" (Schuntermann, 2007, S. 13).

Die Ergotherapie fokussiert laut Berufsprofil (vgl. 2004, S. 178) die Betätigungsdurchführung, die sich aus dem Zusammenspiel von Person, Betätigung und Umwelt zusammensetzt. Die ICF hat mit ihrem bio-psycho-sozialen Ansatz eine vergleichbare Sichtweise des Menschen und seiner Funktionsfähigkeit eingenommen. Auch sind die Betrachtung und der hohe Stellenwert der Umweltfaktoren in der ICF mit der zentralen Sichtweise von Umwelt in der Ergotherapie vergleichbar. Aktivität und Teilhabe werden von der ICF als Komponenten der menschlichen Gesundheit angesehen. „Im Vergleich wird aber deutlich, dass die Ergotherapie sowohl den Zusammenhang von Aktivität/Partizipation als auch von Gesundheit und Funktionsfähigkeit wesentlich detaillierter betrachtet" (Berufsprofil, 2004, S. 178). Dieses Umdenken erfordert eine Neustrukturierung der Ergotherapie auf allen Ebenen unter Einbeziehung dieser neuen Aspekte, worunter z. B. auch das Schreiben ergotherapeutischer Berichte fällt.

Wie bereits oben erwähnt, lassen sich in der ICF lediglich die umweltbezogenen Faktoren klassifizieren, die personenbezogenen Faktoren noch nicht. Die Ergotherapie legt in der Gegenüberstellung ihr Augenmerk auf beide Bereiche. So bezieht sie den Klienten in die Zielfindung mit ein, erfragt und evaluiert die Zufriedenheit und wird somit beiden Teilbereichen der Kontextfaktoren gerecht.

Anwendungsbereiche der ICF in der deutschen Ergotherapie könnten laut Berufsprofil (2004, S. 181) wie folgt aussehen:

- „Systematisierung und Strukturierung der Therapien (u. a. Datenerfassung und Befundung)
- Interdisziplinäre Kommunikation, Kommunikation mit Klienten und Kostenträgern

- Wissenschaft und Forschung (z. B. Entwicklung von Assessments, Evaluation)
- Management zur Qualitätssicherung
- Aus- und Weiterbildung (z. B. Curriculumentwicklung)"

„Voraussetzung für eine effektive Ausschöpfung des Potentials der ICF ist eine weite Verbreitung unter den Anbietern im Gesundheitswesen. Deshalb braucht jede Disziplin neben der interdisziplinären auch eine eigene Auseinandersetzung mit der ICF" (Berufsprofil, 2004, S. 184).

5.4 Studie und ICF

Die Studienergebnisse, die zur Entwicklung des Berichtsschemas geführt haben, zeigen deutlich, wie wenig die ICF in Deutschland verwendet wird und wie unbekannt sie ist. So gaben 39 (70,9%) der Pädiater an, die ICF nicht zu kennen und keine Erfahrung mit ihr gemacht zu haben und keiner der 19 analysierten Berichte verwendete die Terminologie der ICF.

Für die interdisziplinäre Zusammenarbeit zwischen Ergotherapeuten und Pädiatern wird die ICF aber immer wichtiger, auch wenn sie noch nicht so publik ist.

Aus diesem Grund haben sich die Autoren dazu entschieden, die ICF-Terminologie im Berichtsschema in folgender Form zu berücksichtigen: Der Aufbau des Berichtsschemas orientiert sich an den Ergebnissen der Studie und dem OTPF. Gefüllt werden sollten diese Abschnitte mithilfe der Terminologie des ICF.

6 Forschung

Im folgenden Kapitel wird der chronologische und inhaltliche Forschungsablauf beschrieben, auf dessen Grundlage das Berichtsschema entstand (siehe Abbildung 3). Um einen Ist-Stand der ergotherapeutischen Berichte zu erheben und um sich einen detaillierten Überblick über aktuelle Inhalte und die Struktur ergotherapeutischer Berichte zu verschaffen, wurde zu Beginn eine Dokumentenanalyse der ergotherapeutischen Berichte durchgeführt. Die übergeordnete Fragestellung lautete hierfür: ‚Welche Informationen sind in den ergotherapeutischen Berichten enthalten, die auf Grundlage der Basisdokumentation entstanden sind?'

Nach der Auswertung der Berichte mittels einer qualitativen Inhaltsanalyse wurde eine schriftliche Befragung von Ergotherapeuten und Pädiatern durchgeführt, um die benötigten Daten für eine spätere Erstellung eines Berichtsschemas zu gewinnen. Der Fragebogen für die Ergotherapeuten zielte darauf ab, Begründungen für die Ergebnisse der vorangegangenen qualitativen Inhaltsanalyse zu erhalten. Bei dem Fragebogen für die Pädiater stand die Klärung der Leitfrage im Vordergrund: ‚Welche Aspekte in ergotherapeutischen Berichten sind für die Pädiater von Belang?' Die Pädiater sollten dafür eine Einstufung der Wichtigkeit bezüglich der gewonnenen Kategorien aus der qualitativen Inhaltsanalyse abgeben.

Nach der Auswertung der Daten sowie der Einbeziehung des theoretischen Hintergrundes wurde das Berichtsschema entworfen. Es orientiert sich zum einen an den Ergebnissen der Literaturrecherche und zum anderen an den am häufigsten genannten Ergebnissen der Dokumentenanalyse, der qualitativen Inhaltsanalyse, der Befragung der Ergotherapeuten und der Pädiater.

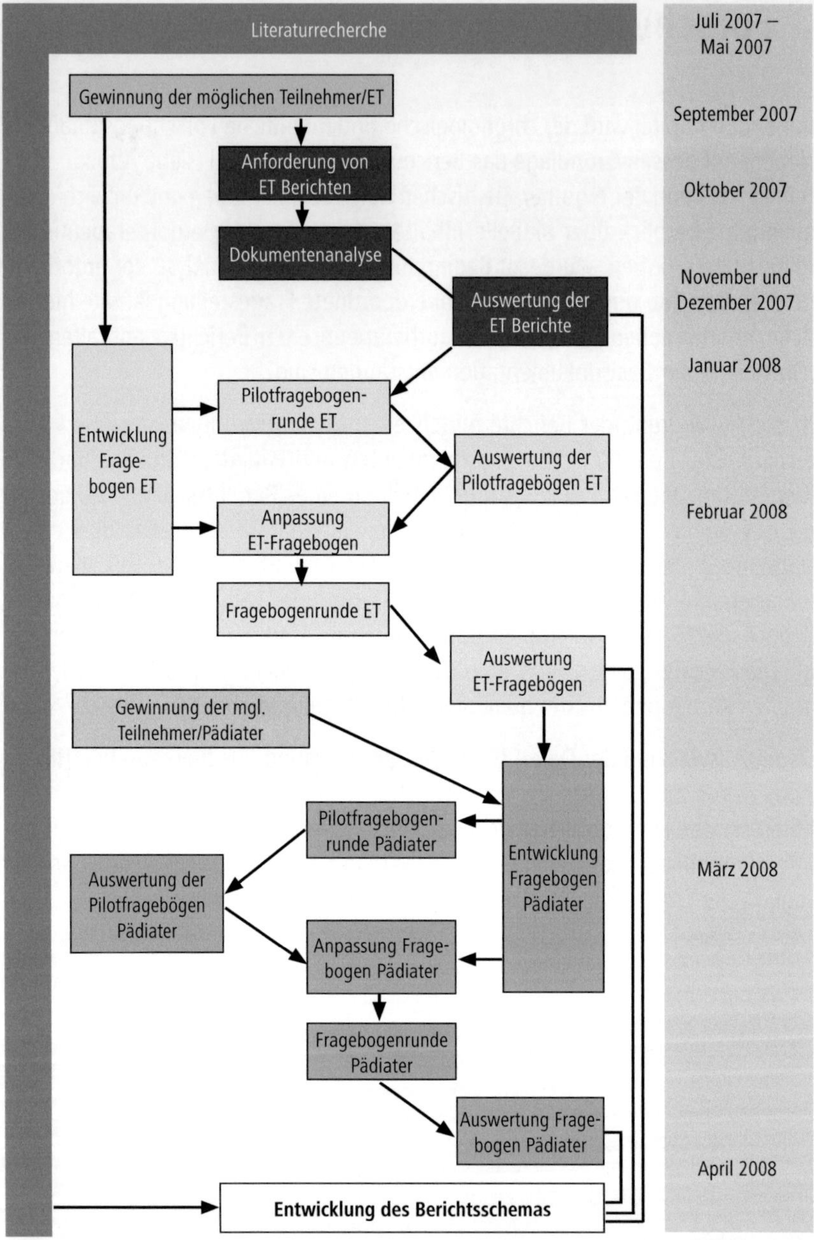

Abbildung 3: Übersicht Studienverlauf

6.1 Literaturrecherche

Zu Beginn wurde eine umfassende Literaturrecherche durchgeführt, die das Fundament für weitere Vorgehensweisen legte (vgl. Technische Universität München, n. d.). Ein wichtiger Bestandteil der Studienarbeit bestand folglich in der Erfassung, Sammlung und Auseinandersetzung mit relevanter Literatur zu der Thematik ‚Dokumentation und Ergotherapie', ‚AOTA, OTPF und Ergotherapie', ‚ICF und Ergotherapie' sowie ‚Heilmittelrichtlinien und Ergotherapie', die den Hintergrund für diese Studie bildeten. Bei der Literaturrecherche zu den Themen Dokumentation, ICF, Heilmittelrichtlinien, AOTA und OTPF lag der Fokus auf der Primär- und Sekundärliteratur aus dem sozial-, gesundheitswissenschaftlichen und ergotherapeutischen Fachbereich.

Insgesamt wurden für die Recherche und Analyse, wie Hart (2005, S. 18) empfiehlt, ca. 3 Monate für den zeitlichen Rahmen vorgesehen. Parallel zur gesamten Studie wurde die Literaturrecherche jedoch immer weiter verfolgt.

Die Ergebnisse zeigten, dass für den deutschsprachigen Raum noch kein allgemeingültiges Berichtsschema für die ambulante Pädiatrie vorhanden ist.

6.2 Gewinnung der möglichen Teilnehmer ET

Zur Gewinnung der Grundgesamtheit wurde festgelegt, dass alle im Fachbereich Pädiatrie arbeitenden Ergotherapiepraxen in Deutschland, die Mitglied beim DVE sind und eine E-Mail-Adresse aufweisen, per E-Mail angeschrieben werden. Zusätzlich gehören zur Grundgesamtheit alle Ergotherapiepraxen in Deutschland, die auf der Internetseite des DVE keine Angaben bezüglich des Fachbereiches gemacht haben. Die Praxen ohne Arbeitsfeldangabe wurden in die Grundgesamtheit mit einbezogen, um die Vollständigkeit zu gewährleisten.

Grundlage zur Studienteilnahme war die Arbeit mit der Basisdokumentation. Aufgrund des Datenschutzes konnte der DVE keine Auskunft darüber erteilen, welche Ergotherapiepraxen in Deutschland die Basisdokumentation erworben hatten. Es lag lediglich die Auskunft vor, dass 1.027 Basisdokumentationen von Mai 2006 – Dezember 2007 an Praxen und Kliniken verkauft wurden. Dieser Sachverhalt und die Tatsache, dass bei Online-Befragungen die „Rücklaufquote […] erfahrungsgemäß unter 2 %" (Pepels, 2004, S. 291) liegt, führten dazu, die Stichprobengröße im

Vorfeld nicht festzulegen, sondern alle im Fachbereich Pädiatrie arbeitenden Ergotherapiepraxen in Deutschland, die Mitglied beim DVE sind und eine E-Mail-Adresse aufweisen, anzuschreiben.

Für die Gewinnung der Grundgesamtheit wurden alle Ergotherapiepraxisadressen nach den oben genannten Merkmalen von der Internetseite des DVE (http://www.ergotherapie-dve.de/service/praxenverzeichnis/) kopiert und in ein neues Dokument eingefügt. Gleichzeitig wurden die Adressen nach Bundesländern sortiert und doppelte E-Mail-Adressen herausgenommen. Zusätzlich wurden die nicht vorhandenen E-Mail-Adressen der pädiatrischen Praxen und der Praxen ohne Arbeitsfeldangaben mithilfe einer Suchmaschine ergänzt.

6.3 Analyse Ergotherapieberichte

Im Folgenden wird der Prozess der Dokumentenanalyse beschrieben.

6.3.1 Anforderung von ergotherapeutischen Berichten

Insgesamt wurden für die Dokumentenanalyse 1.054 zustellbare E-Mails versandt. Alles in allem hatten die Probanden 14 Tage Zeit, die Berichte zurückzuschicken. Nach 11 Tagen wurde ein Erinnerungsschreiben versendet.

Nach dem Erinnerungsschreiben lagen 38 Berichte vor. Von diesen konnten nach der Ermittlung des Drop-outs 19 Berichte zur Analyse benutzt werden.

Aufgrund der begrenzten Rahmenbedingungen sowie der niedrigen Rücklauf- und Ausschöpfungsquote kann nicht von einer Repräsentativität der Stichprobe ausgegangen werden, auch wenn darauf geachtet wurde, dass die Stichprobe zumindest in den von Bortz & Döring genannten Merkmalen der Population entspricht (vgl. 2006, S. 397).

Dennoch ist eine Erstellung aussagekräftiger Ergebnisse möglich, da die Rücklaufquote in Bezug auf die freiwillige Online-Befragung eines solch individuellen Themas und unter Berücksichtigung der verschiedenen Gründe für die Ausfälle akzeptabel ist.

Tabelle 1: Ausschöpfungs- und Nichtantworterquote

	Dokumentenanalyse
versandte Fragebögen/E-Mails	1.728
unzustellbare Fragebögen/E-Mails	674
bereinigte Stichprobe	1.054
Rücklauf	38
ungültige Fragebögen/Berichte	19
auswertbare Fragebögen/Berichte	19
Ausschöpfungsquote	1,8 %
Nichtantworterquote	98,2 %

6.3.2 Dokumentenanalyse

Um sich einen detaillierten Überblick über aktuelle Inhalte in ergotherapeutischen Berichten, die auf Grundlage der Basisdokumentation entstanden sind, zu verschaffen, wurde geplant, zu Beginn der Arbeit ergotherapeutische Berichte anzufordern und diese mithilfe einer Dokumentenanalyse auszuwerten.

Bei der Dokumentenanalyse handelt es sich um eine Erhebungstechnik, die dazu dient, Daten zu untersuchen und auszuwerten, die bereits als Dokumente vorliegen (vgl. Fachhochschule Münster, n.d.). Diesen Sachverhalt bezeichnet man auch als nonreaktives Verfahren (vgl. Marotzki, 2005, S. 79).

Folgende Kriterien wurden im Rahmen der Dokumentenanalyse für die ergotherapeutischen Berichte aufgestellt:

- Die verfassten ergotherapeutischen Berichte sollten im normalen Praxisalltag entstanden sein.
- Es wurde keine Vorgabe gemacht, ob ein Erstbericht, Verlaufsbericht oder Abschlussbericht geschickt werden sollte, da aus der Auswertung eine Tendenz analysiert werden soll, welche Art des Berichts eventuell am häufigsten verschickt wird.
- Die Nutzung der Basisdokumentation bildete die Voraussetzung zur Studienteilnahme.
- Da sich die Studie mit der Entwicklung eines pädiatrischen Berichtsschemas beschäftigte, ergab sich daraus als weitere Voraussetzung, dass der ergotherapeutische Bericht über ein Kind verfasst sein musste.

6.3.3 Auswertung der ergotherapeutischen Berichte

Die 19 ergotherapeutischen Berichte wurden mithilfe der qualitativen Inhaltsanalyse nach Mayring ausgewertet, um ein systematisches, regel- und theoriegeleitetes Vorgehen sicherzustellen (vgl. Mayring, 2007, S. 13) „mit dem Ziel, Rückschlüsse auf bestimmte Aspekte" (vgl. ebd.) der Berichte zu ziehen. Im Rahmen dieses Auswertungsprozesses wurden insgesamt 7 Schritte durchlaufen, die zur Bildung repräsentativer Kategorien führten. Dabei wurden die Kategorien vornehmlich aus dem Datenmaterial abgeleitet, während bei Bedarf auch auf theoretische Vorannahmen zurückgegriffen werden konnte (vgl. Mayring, 2007, S. 62). Aufgrund dieser dialektischen Beziehung zwischen empirischen Daten und theoretischen Annahmen kann von einer „abduktiven" Vorgehensweise gesprochen werden, die gleichermaßen induktive und deduktive Aspekte umfasst (vgl. Scholl, 2003, S. 28).

6.4 Entwicklung Fragebogen ‚Ergotherapeut'

Nach Auswertung der ergotherapeutischen Berichte mittels qualitativer Inhaltsanalyse kamen neue Fragen zur Abklärung der Ergebnisse auf. Diese Ergebnisse spiegelten z. B. den aktuellen Umbruch in der Ergotherapie kaum wider. Aus diesem Grund wurde ein Fragebogen für Ergotherapeuten entwickelt, der zu Beginn der Studie nicht geplant war.

Die Verfasser bezweckten mit dem Fragebogen, sich ein Meinungsbild von Ergotherapeuten über die Resultate der qualitativen Inhaltsanalyse einzuholen.

Die entworfenen Fragebögen bestanden aus einer Kombination von geschlossenen, offenen sowie halb offenen Fragen. Geschlossene Fragestellungen bestehen aus vorgegebenen Antwortmöglichkeiten, die nach Bortz & Döring (vgl. 2006, S. 254) eine schnelle Beantwortung ermöglichen und eine Datenanalyse begünstigen. Offene Fragestellungen begünstigen eine weithin reichende Ermittlung an Informationsfluss (vgl. Scholl, 2003, S. 157). Durch die Kombination besteht die Möglichkeit, neben den bereits abgedeckten Antwortvorgaben Antworten, die in den Vorgaben nicht berücksichtigt wurden, mit in die Bewertung einzubeziehen (vgl. Scholl, 2003, S. 157). Für den Fragebogen an die Ergotherapeuten wurden überwiegend halb offene Fragestellungen gewählt. Damit sollte einerseits erreicht werden, den Zeitaufwand für den Befragten möglichst gering zu halten, andererseits erlaubte es die Möglichkeit zur freien Meinungsäußerung, individuelle Sichtweisen zu erfassen.

6.4.1 Pilotfragebogenrunde ET

Nach der Entwicklung des Fragebogens wurde im Vorfeld eine Pilotstudie durchgeführt, um die Frageverständlichkeit sowie die Verständlichkeit der Fragebogeninstruktion zu eruieren.

Die Version des Pilotfragebogens wurde an acht Ergotherapeuten mit der Bitte verschickt ihn auszufüllen und eine Rückmeldung über Verständlichkeit, Handhabung und eventuelle Verbesserungsvorschläge zu geben.

6.4.2 Auswertung der Pilotfragebögen

Die Pilotfragebögen wurden anhand der Fragen über den Fragebogen selbst nach folgenden Kriterien ausgewertet:

- Übersichtliche Gestaltung
- Verständliche Anleitung zum Ausfüllen
- Ansprechende Gestaltung
- Zumutbarer Aufwand, ihn auszufüllen
- Inhaltliche Verständlichkeit der Fragen
- Überflüssige Fragen/fehlende Fragen

6.4.3 Anpassung ET-Fragebogen

Nach Durchführung der Pilotstudie wurden in einigen Punkten Veränderungen am Fragebogen vorgenommen. Die Anleitung des Fragebogens wurde ausführlicher gestaltet, beispielsweise wurde noch einmal darauf hingewiesen, dass die Äußerung der ‚eigenen Meinung' als eine eigene Antwortmöglichkeit zähle, es keine richtigen oder falschen Antworten gebe und die Untersuchung ausschließlich zu Erhebungszwecken diene. Hiermit sollten die Probanden ermutigt werden, die Studie sachgemäß, ehrlich und motiviert durchzuführen.

Für den Hauptfragebogen wurde zum besseren Verständnis in den meisten Fragen konkret erwähnt, dass sie auf einer bereits durchgeführten Analyse mehrerer ergotherapeutischer Berichte beruhen. Die Reihenfolge der Inhaltsfragen wurde noch einmal umgestellt. Die Fragen wurden nach dem therapeutischen Prozess geordnet, um eine bessere inhaltliche Verständlichkeit zu erreichen. Zudem wurden aus zeitlichen Gründen 3 Fragen aus dem Fragebogen herausgenommen sowie offene Fragestellungen in halb offene umgeändert. Zuletzt wurde die Möglichkeit des Ankreuzens, ob die Probanden über die Ergebnisse der Studie informiert werden möchten, aus Gründen der Zusicherung von Anonymität dahin gehend verändert, dass die Probanden bei Interesse eine erneute Mail zurückschicken müssen.

6.4.4 Fragebogenrunde ET

Die Teilnahme an der Dokumentenanalyse war dadurch eingeschränkt, dass die möglichen Teilnehmer mit der Basisdokumentation des DVE arbeiten mussten. Um auf die entstandenen Fragen nach der Auswertung der ergotherapeutischen Berichte eine möglichst breit gestreute Einschätzung zu bekommen, wurde entschieden, dass zur Datenerhebung mittels Fragebogen alle Ergotherapeuten zugelassen wurden, die in der Grundgesamtheit erfasst waren.

Für die Stichprobe der Ergotherapeuten wurden die gleichen E-Mail-Adressen verwendet wie bei der Dokumentenanalyse. Die Grundgesamtheit der Dokumentenanalyse unterschied sich dennoch von der Grundgesamtheit der Ergotherapeuten, beispielsweise weil 13 Ergotherapiepraxen im Rahmen der Dokumentenanalyse darum gebeten hatten, nicht mehr über diese Studie informiert zu werden. Trotz mehrfacher Kontrolle und Überprüfung aller E-Mail-Adressen kam es zu einer Differenz zwischen versandten Mails und der Grundgesamtheit, die sich auch durch Serverprobleme erklären lässt.

An alle Probanden wurde zur Kontaktaufnahme ein Anschreiben per E-Mail versendet. Im Anhang der E-Mail befand sich der entsprechende Fragebogen mit den Instruktionen zum Ausfüllen. Um den Datenschutz und die Anonymität der Probanden zu gewährleisten, wurde eine Trennung zwischen Studiendurchführern und Adressenverwaltung vorgenommen, indem eine unbefangene Person für den Versand und den Empfang der E-Mails zuständig war (vgl. Kirchhoff, Kuhnt, Lipp & Schlawin, 2003, S. 17).

Die Onlinebefragung eignete sich sehr gut zur benötigten Datenerhebung, um möglichst viele Meinungen bzw. Datenmengen deutschlandweit erheben zu können.

Der Fragebogen für die Ergotherapeuten wurde an 1.364 Ergotherapeuten versendet, 113 Ergotherapeuten (8,3 %) schickten ihn innerhalb des vorgegebenen Zeitraumes von 10 Tagen zurück. Von den 113 Bögen wurden 8 als ungültig bezeichnet, da sie entweder gar nicht oder nur zu einem Drittel ausgefüllt waren.

Tabelle 2: Ausschöpfungs- und Nichtantworterquote

	Ergotherapeuten
versandte Fragebögen/E-Mails	1.683
unzustellbare Fragebögen/E-Mails	319
bereinigte Stichprobe	1.364
Rücklauf	113
ungültige Fragebögen/Berichte	8
auswertbare Fragebögen/Berichte	105
Ausschöpfungsquote	7,7 %
Nichtantworterquote	92,3 %

6.4.5 Auswertung ET-Fragebögen

Bei den Fragebögen wurden sowohl quantitative Daten als auch qualitative Daten erhoben, was dazu führte, dass diese Datensätze separat ausgewertet werden mussten. Wie die ergotherapeutischen Berichte wurden auch die qualitativen Daten der Fragebögen mithilfe der qualitativen Inhaltsanalyse nach Mayring ausgewertet. Die Auswertung der quantitativen Daten erfolgte mithilfe eines Excelprogramms. Die quantitativen Daten der Fragebögen wurden somit zunächst in einer Rohtabelle (Exceltabelle) dargestellt und anschließend in Häufigkeitsdiagrammen abgebildet.

6.5 Gewinnung der möglichen Teilnehmer Pädiater

Zur Gewinnung der möglichen Teilnehmer wurden folgende Merkmale definiert: Die Pädiater sollten auf der Internetseite http://www.kinderaerzteimnetz.de registriert sein und eine E-Mail-Adresse aufweisen. Für die Internetseite http://www.kinderaerzteimnetz.de wurde sich entschieden, weil sie Ärzteadressen aus allen Bundesländern aufweist, das Logo des Berufsverbandes der Kinder- und Jugendärzte zeigt und somit eine gewisse Qualität gewährleistet ist.

Durch die Erreichbarkeit der Kinderärzte per E-Mail verkürzte sich der Kommunikationsweg, sodass in kurzer Zeit ein großer Überblick über die Meinungen der Pädiater zur Wichtigkeit ergotherapeutischer Berichtsinhalte zur Verfügung stand.

6.5.1 Entwicklung Fragebogen ‚Pädiater'

Zusätzlich zum Meinungsbild der Ergotherapeuten sollte mit der Datenerhebung erfasst werden, welche Wünsche und Anforderungen die Pädiater an ergotherapeutische Berichte haben.

Im Fragebogen für Ergotherapeuten standen Fragestellungen im Vordergrund, die sich auf die zuvor getätigte Berichtanalyse beziehen (es wurden für diese Befragung Meinungsfragen entwickelt), während bei dem Fragebogen für die Pädiater Fragen zur Relevanz von Berichtsinhalten von Interesse waren (in dieser Befragung wurden deshalb Bewertungsfragen aufgestellt). Der Fragebogen der Pädiater stellte eine Kombination aus geschlossenen, halb offenen und offenen Fragen dar. Es überwog der Anteil an geschlossenen Fragestellungen.

6.5.2 Pilotfragebogen ‚Pädiater'

Die Version des Pilotfragebogens für Pädiater wurde an jeweils einen Pädiater aus den 16 Bundesländern verschickt, auch hier mit der Bitte, den Bogen auszufüllen und eine Rückmeldung über Verständlichkeit, Handhabung und eventuelle Verbesserungsvorschläge zu geben.

6.5.3 Auswertung der Pilotfragebögen ‚Pädiater'

Die Auswertung erfolgte nach den gleichen Kriterien wie beim Pilotfragebogen für den Ergotherapeuten. Von den 16 angeschriebenen Pädiatern schickte 1 Pädiater den Pilotfragebogen zurück.

6.5.4 Anpassung Fragebogen ‚Pädiater'

Trotz des geringen Rücklaufs wurden nach Anmerkungen des Probanden in einigen Punkten Veränderungen am Fragebogen vorgenommen. Beispielsweise wurde die offene Fragestellung ‚Wie lang sollten Ihrer Meinung nach folgende ergotherapeutische Berichte maximal sein?' in eine geschlossene Fragestellung mit 4 Antwortmöglichkeiten (‚weniger als ½ Seite', ‚½ Seite', ‚1 Seite', ‚1 ½ Seiten' und ‚2 Seiten') geändert, da konkrete Äußerungen bezüglich der Länge der Berichte erwünscht waren.

6.5.5 Fragebogenrunde ‚Pädiater'

Insgesamt wurde 965 Pädiatern ein Fragebogen per Mail zugeschickt. 58 Pädiater (6,0 %) nahmen an der Befragung im vorgegebenen Zeitraum von 15 Tagen teil. 3 Fragebögen wurden als ungültig bezeichnet, da sie auch hier entweder gar nicht oder nur zu einem Drittel ausgefüllt waren.

Tabelle 3: Ausschöpfungs- und Nichtantworterquote

	Pädiater
versandte Fragebögen/E-Mails	1.080
unzustellbare Fragebögen/E-Mails	115
bereinigte Stichprobe	965
Rücklauf	58
ungültige Fragebögen/Berichte	3
auswertbare Fragebögen/Berichte	55
Ausschöpfungsquote	5,7 %
Nichtantworterquote	94,3 %

6.5.6 Auswertung Fragebogen ‚Pädiater'

Die Auswertung der Pädiaterfragebögen erfolgte ebenfalls durch qualitative und quantitative Datenauswertung (siehe 6.4.5).

6.6 Entwicklung des Berichtsschemas

Die gewonnenen Ergebnisse flossen mit den Erkenntnissen aus der Literaturanalyse in die Entwicklung des Berichtsschemas ein (siehe Kap. 7). Exemplarisch sind hier einige Ergebnisdarstellungen abgebildet.

6.6.1 Ergebnisse ‚betätigungsorientierte Zielsetzung'

I. Analyse Ergotherapieberichte

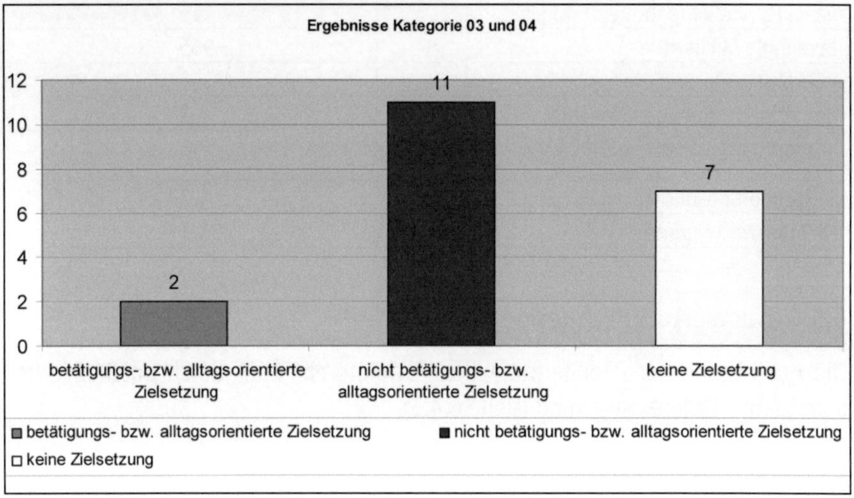

Abbildung 4: Ergebnisse Kategorie 03 und 04

II. Fragebogen Ergotherapie

Tabelle 4: ET-Fragebogen
Frage 3: Gründe für wenig betätigungs- bzw. alltagsorientierte Zielsetzung

Aufgrund der Inhaltsanalyse wurde deutlich, dass betätigungs- bzw. alltagsorientierte Zielsetzungen wenig in den Berichten vorkommen. Was könnte Ihrer Meinung nach die Ursache hierfür sein? (eine Antwortmöglichkeit)		
n = 105		
Antwortmöglichkeiten	**absolut**	**%**
Ich denke, dass in der deutschen Ergotherapie der Gebrauch von betätigungs- bzw. alltagsorientierten Zielsetzungen noch nicht so verbreitet ist.	25	23,8 %
Ich denke, dass in der Berufspraxis nicht betätigungs- oder alltagsorientiert gearbeitet wird, deshalb kommt es auch nicht in der Zielsetzung vor.	5	4,8 %
Ich denke, dass in der Berufspraxis betätigungs- oder alltagsorientiert gearbeitet wird, die Zielsetzungen jedoch nicht auf dieser Ebene formuliert werden.	54	51,4 %
ET, die eine „eigene Meinung" angegeben haben.	3	2,9 %
Drop-out	18	17,1 %
Insgesamt	**105**	**100,0 %**
Eigene Meinung	**absolut**	**%**
Betätigungsorientierte Zielsetzung befindet sich im Prozess und erfordert ein Umdenken von Ärzten und Therapeuten.	1	1,0 %
Zielsetzung erfolgt auf Funktionsebene.	1	1,0 %
Keine Zielsetzung in Berichten vorhanden	1	1,0 %
„eigene Meinung" insgesamt	**3**	**2,9 %**

III. Fragebogen Pädiater

Tabelle 5: Pädiater-Fragebogen
Frage 1: Einstufung der Wichtigkeit von Aussagen bezüglich der Zielsetzungen

Wie ist Ihre Meinung zu folgenden Aussagen bezüglich der Zielsetzung in ergotherapeutischen Berichten? (Bewertung jeder einzelnen Aussage)										
n = 55										
Antwort-möglichkeiten	**sehr wichtig**		**weit-gehend wichtig**		**weitge-hend un-wichtig**		**sehr unwichtig**		**Drop-out**	
	abs.	**%**	**abs.**	**%**	**abs.**	**%**	**abs.**	**%**	**abs.**	**%**
Die Zielsetzung soll in den Berichten immer aufgeführt werden.	47	85,5 %	8	14,5 %	0	0,0 %	0	0,0 %	0	0,0 %
Die Zielsetzung soll in den Berichten betätigungsorien-tiert bzw. alltags-orientiert sein.	47	85,5 %	6	10,9 %	1	1,8 %	1	1,8 %	0	0,0 %
Die Zielsetzung soll in den Berichten auf Funktions-ebene formuliert sein.	20	36,4 %	22	40,0 %	10	18,2 %	2	3,6 %	1	1,8 %
Die Zielsetzung soll in den Berichten nach der SMART-Regel aufgestellt werden.	34	61,8 %	9	16,4 %	9	16,4 %	3	5,5 %	0	0,0 %

6.6.2 Ergebnisse ‚prognostische Einschätzung'

I. Analyse Ergotherapieberichte

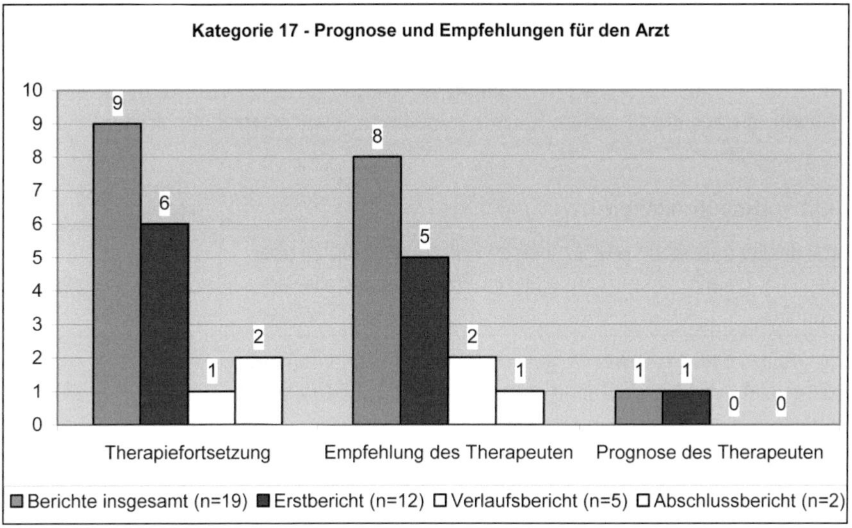

Abbildung 5: Kategorie 17: Prognose und Empfehlung für den Arzt

II. Fragebogen Ergotherapie

Tabelle 6: ET-Fragebogen
Frage 12: Gründe für wenige ergotherapeutische Prognosen

Warum werden, laut Berichtsanalyse, wenig ergotherapeutische Prognosen über die voraussichtliche Entwicklung des Kindes gestellt? Was könnten Ihrer Meinung nach die Ursachen hierfür sein? (max. 2 Antwortmöglichkeiten)		
n = 105		
Antwortmöglichkeiten	**absolut**	**%**
Ich denke, dass es bis jetzt zu wenig Wirksamkeitsstudien über ergotherapeutische Konzepte gibt, um Prognosen erstellen zu können.	30	28,6 %
Ich denke, dass es schwer ist, genaue Prognosen zu treffen und der Pädiater mit Unverständnis reagiert, wenn die Ziele in der angegebenen Zeit nicht erreicht wurden.	58	55,2 %
Ich denke, dass es in der Ausbildung zu wenig gelehrt wird und aus diesem Grund Prognosen in den Berichten nicht erstellt werden.	28	26,7 %
Ich denke, dass ergotherapeutische Prognosen in den Berichten vorkommen, obwohl die Inhaltsanalyse der Berichte etwas anderes aussagt.	18	17,1 %
ET, die eine „eigene Meinung" angegeben haben.	21	20,0 %
Drop-out	2	1,9 %
Insgesamt	**157**	

eigene Meinung		absolut	%
Prognosen zu stellen ist schwer, weil	zu viele zusätzliche Faktoren vorhanden sind, die von ET nicht beeinflusst werden können.	4	3,8 %
	dies zu zeitaufwendig ist.	2	1,9 %
	es schwer ist, sich auf einen Behandlungszeitraum festzulegen.	1	1,0 %
	zu wenig Erfahrung damit vorhanden ist.	4	3,8 %
	die Ausbildung schlecht war.	1	1,0 %
	konkrete Zieldefinitionen fehlen.	2	1,9 %
	„Prognosen zu stellen ist schwer, weil" insgesamt	14	13,3 %
Keine Prognosen,	um das Behandlungsende hinauszuzögern.	2	1,9 %
	um sich nicht überprüfbar zu machen.	2	1,9 %
	„Keine Prognosen" insgesamt	4	3,8 %
Um Prognosen erstellen zu können, ist die Mitarbeit aller Beteiligten und die Klärung von Verantwortlichkeiten erforderlich.		3	2,9 %
Prognose verursacht Stress, Druck für Kind und Eltern.		2	1,9 %
Im Hinblick auf Schulfähigkeit ist es möglich, Prognosen zu stellen.		1	1,0 %
Prognosen zu stellen ist unangemessen und gewagt.		1	1,0 %
Angst vor Folgen, bei den Eltern Hoffnungen zu wecken und diese dann zu enttäuschen.		1	1,0 %
„eigene Meinung" insgesamt		**16**	**24,8 %**

III. Fragebogen Pädiater

Tabelle 7: Pädiater-Fragebogen
Frage 4: Einstufung der Wichtigkeit von Aussagen bezüglich Prognosen

Wie wichtig sind Ihnen folgende Aussagen bezüglich der ergotherapeutischen Prognosen, die über die voraussichtliche Entwicklung des Kindes im Therapieverlauf gemacht werden? (Bewertung jeder einzelnen Aussage)										
n = 55										
Antwortmöglichkeiten	**sehr wichtig**		**weitgehend wichtig**		**weitgehend unwichtig**		**sehr unwichtig**		**Drop-out**	
	abs.	**%**	**abs.**	**%**	**abs.**	**%**	**abs.**	**%**	**abs.**	**%**
Prognosen sollen in den Berichten enthalten sein, da dadurch deutlich gemacht werden kann, dass die ergotherapeutische Behandlung zielgerichtet verläuft.	32	58,2 %	14	25,5 %	8	14,5 %	1	1,8 %	0	0,0 %
Prognosen sollen in den Berichten enthalten sein, damit ich hierdurch eine Einschätzung über den voraussichtlichen Therapieverlauf erhalte.	33	60,0 %	15	27,3 %	6	10,9 %	1	1,8 %	0	0,0 %
Prognosen sollen in den Berichten enthalten sein, da sie eine Einschätzung für die Ergebnisse sowie eine Einschätzung für die Verordnung von weiteren Therapiemaßnahmen liefern.	34	61,8 %	13	23,6 %	7	12,7 %	1	1,8 %	0	0,0 %

6.6.3 Ergebnisse ,Lebensqualität'

I. Analyse Ergotherapieberichte

Kategorie 11 – Lebensqualität → In allen 19 (100 %) Berichten wurden keinerlei Aussagen getroffen, die der Kategorie ,Lebensqualität' zuzuordnen wären.

II. Fragebogen Ergotherapie

Tabelle 8: ET-Fragebogen
Frage 7: Gründe für die fehlende Lebensqualität

<table>
<tr><td colspan="4">Warum wird Ihrer Meinung nach in Berichten die Lebensqualität des Kindes nicht beschrieben? (max. 2 Antwortmöglichkeiten)</td></tr>
<tr><td colspan="4">n = 105</td></tr>
<tr><td colspan="2">Antwortmöglichkeiten</td><td>absolut</td><td>%</td></tr>
<tr><td colspan="2">Weil die Lebensqualität meiner Meinung nach schwer erfassbar ist.</td><td>29</td><td>27,6 %</td></tr>
<tr><td colspan="2">Weil ich vermute, dass es den Pädiater nicht interessiert.</td><td>17</td><td>16,2 %</td></tr>
<tr><td colspan="2">Weil es den Rahmen der Berichtsführung übersteigt.</td><td>47</td><td>44,8 %</td></tr>
<tr><td colspan="2">Weil die Begrifflichkeit in der deutschen Ergotherapie unbekannt ist.</td><td>22</td><td>21,0 %</td></tr>
<tr><td colspan="2">ET, die eine „eigene Meinung" angegeben haben.</td><td>18</td><td>17,1 %</td></tr>
<tr><td colspan="2">Drop-out</td><td>1</td><td>1,0 %</td></tr>
<tr><td colspan="2">Insgesamt</td><td>134</td><td></td></tr>
<tr><td colspan="2">eigene Meinung</td><td>absolut</td><td>%</td></tr>
<tr><td rowspan="7">Lebensqualität hat im Gesundheitssystem, in der Medizin, bei den Krankenkassen und in der Gesellschaft keinen hohen Stellenwert, weil</td><td>sich Pädiater an wissenschaftlichen Beweisen orientieren und dies kann der Bereich „Lebensqualität" nicht bieten.</td><td>1</td><td>1,0 %</td></tr>
<tr><td>Lebensqualität für den Pädiater schwer fassbar ist und dadurch keine Rechtfertigung gegenüber der Krankenkassen darstellt.</td><td>2</td><td>1,9 %</td></tr>
<tr><td>Lebensqualität subjektiv ist.</td><td>2</td><td>1,9 %</td></tr>
<tr><td>die Funktionsebene wichtiger ist als die Lebensqualität.</td><td>1</td><td>1,0 %</td></tr>
<tr><td>Therapiebedarf nur beim Notwendigsten besteht – Lebensqualität gehört nicht dazu.</td><td>3</td><td>2,9 %</td></tr>
<tr><td>sie unrelevant ist.</td><td>3</td><td>2,9 %</td></tr>
<tr><td>„Lebensqualität hat im Gesundheitssystem, in der Medizin, bei den Krankenkassen und in der Gesellschaft keinen hohen Stellenwert, weil" insgesamt</td><td>12</td><td>11,4 %</td></tr>
</table>

<table>
<tr><td rowspan="7">Lebensqualität ist kein Bereich der Ergotherapie, weil</td><td>Lebensqualität ein Bereich der Psychologen, Psychotherapeuten und Pädagogen ist.</td><td>2</td><td>1,9 %</td></tr>
<tr><td>Klienten nicht die Lebensqualität als Inhalt der Ergotherapie ansehen.</td><td>2</td><td>1,9 %</td></tr>
<tr><td>Lebensqualität Therapeuten nicht interessiert.</td><td>1</td><td>1,0 %</td></tr>
<tr><td>Therapieeinheiten zu kurz sind, um die Lebensqualität eines Kindes beurteilen zu können.</td><td>1</td><td>1,0 %</td></tr>
<tr><td>Aussagen zur Lebensqualität nicht vom Pädiater gefordert werden.</td><td>2</td><td>1,9 %</td></tr>
<tr><td>Kinder keine Aussage über Lebensqualität treffen können.</td><td>2</td><td>1,9 %</td></tr>
<tr><td>„Lebensqualität ist kein Bereich der Ergotherapie, weil" insgesamt</td><td>10</td><td>9,5 %</td></tr>
<tr><td colspan="2">Keine Vergütung der Berichte erfolgt und Zeitmangel besteht</td><td>2</td><td>1,9 %</td></tr>
<tr><td colspan="2">„eigene Meinung" Insgesamt</td><td>24</td><td>22,9 %</td></tr>
</table>

6.6.4 Ergebnisse ‚ICF'

I. Analyse Ergotherapieberichte

Kategorie 12 – verwendete Terminologie nach ICF → In keinem der 19 (100 %) analysierten Berichte wurde die Terminologie der ICF verwendet.

II. Fragebogen Ergotherapeuten

Tabelle 9: ET-Fragebogen
Frage 5: Gründe für die Nichtanwendung der ICF-Terminologie

Durch die Inhaltsanalyse wurde deutlich, dass die Terminologie der ICF in der deutschen ergotherapeutischen Praxis noch nicht genutzt wird. Was könnte Ihrer Meinung nach die Ursache hierfür sein? (max. 2 Antwortmöglichkeiten)		
n = 105		
Antwortmöglichkeiten	**absolut**	**%**
Es werden zu wenige Fortbildungen über die ICF angeboten, daher wird die Terminologie auch nicht angewandt.	30	28,6 %
Der Pädiater hat den Austausch über eine gemeinsame Terminologie noch nicht gewünscht.	34	32,4 %
Ich denke, dass die Fachterminologie in den Berichten nicht verwendet wird, aber die Inhalte der ICF trotzdem genutzt werden.	25	23,8 %
Ich kann mir nicht vorstellen, dass sich dadurch die Zusammenarbeit mit dem Pädiater verbessert.	24	22,9 %
Ich denke, dass die Terminologie der ICF in den Berichten vorkommt, obwohl die Analyse etwas anderes sagt.	7	6,7 %
ET, die eine „eigene Meinung" angegeben haben.	27	25,7 %
Insgesamt	**147**	

eigene Meinung		absolut	%
ICF-Terminologie ist Ergotherapeuten unbekannt, weil	gerade die Auseinandersetzung mit Modellen stattfindet.	1	1,0 %
	die Verwendung der ICF-Terminologie nicht von außen (Pädiater) gefordert wird.	2	1,9 %
	die ICF noch nicht weit verbreitet ist.	2	1,9 %
	die ICF nicht in der Ausbildung behandelt wurde.	1	1,0 %
	ETs die Auseinandersetzung mit Neuem meiden.	1	1,0 %
	kein Engagement der Therapeuten vorhanden ist, um ICF-Terminologie zu verbreiten.	1	1,0 %
	Fortbildungen für ICF zu teuer und selten sind.	1	1,0 %
	ambulant arbeitende ETs wenig mit dem ICF in Berührung kommen.	3	2,9 %
	Relevanz und Nutzung der ICF unklar ist.	3	2,9 %
	es einen hohen Zeitaufwand erfordert, sich mit der ICF auseinanderzusetzen und der Transfer in die Praxis nicht stattfindet.	2	1,9 %
	die ICF-Terminologie beim Pädiater im Bezug auf Ergotherapie noch nicht verankert ist.	1	1,0 %
	die Alltagssprache allgemein verständlicher ist.	2	1,9 %
	Fortbildungen zu Behandlungsmethoden (Methodentherapeuten) wichtiger sind als ICF-Fortbildungen.	5	4,8 %
	die Bedeutung und der Transfer zwischen Terminologie und methodischem Handeln unzureichend entwickelt ist.	1	1,0 %
	keine Kenntnisse über die ICF bestehen.	4	3,8 %
	„ICF-Terminologie ist ET unbekannt, weil" insgesamt	**30**	**28,6 %**

<table>
<tr><th colspan="2">eigene Meinung</th><th>absolut</th><th>%</th></tr>
<tr><td rowspan="4">ICF-Terminologie ist den Pädiatern unbekannt, weil</td><td>die verwendete Terminologie für den Pädiater ausreichend ist.</td><td>1</td><td>1,0 %</td></tr>
<tr><td>die ICF den Pädiatern unbekannt ist.</td><td>3</td><td>2,9 %</td></tr>
<tr><td>Pädiater nach ICD10 arbeiten.</td><td>1</td><td>1,0 %</td></tr>
<tr><td>„ICF-Terminologie ist den Pädiatern unbekannt, weil“ insgesamt</td><td>5</td><td>4,8 %</td></tr>
<tr><td colspan="2">ICF-Terminologie codiert den Menschen zu einer Nummer.</td><td>1</td><td>1,0 %</td></tr>
<tr><td colspan="2">ICF erscheint kompliziert.</td><td>1</td><td>1,0 %</td></tr>
<tr><td colspan="2">Im Bereich des SGB V wird mit dem ICD10 gearbeitet.</td><td>1</td><td>1,0 %</td></tr>
<tr><td colspan="2">„Eigene Meinung“ insgesamt</td><td>38</td><td>36,2 %</td></tr>
</table>

III. Fragebogen Pädiater

Tabelle 10: Pädiater-Fragebogen
Frage 8: Erfahrung mit der ICF

Wie viel Erfahrung haben Sie in der Anwendung der ICF? (Mehrfachantworten)		
n = 55		
Antwortmöglichkeiten	**absolut**	**%**
Ich kenne die ICF nicht und habe keine Erfahrungen mit ihr gemacht.	39	70,9 %
Ich habe schon mindestens eine Fortbildung hierüber besucht.	4	7,3 %
Ich habe Erfahrung in der Anwendung der ICF, nutze sie aber nicht.	8	14,5 %
Ich habe Erfahrung mit der ICF und nutze sie.	2	3,6 %
Ich nutze sie im interdisziplinären Austausch.	2	3,6 %
Drop-out	3	5,5 %
Anzahl der Aussagen insgesamt	**58**	

Tabelle 11: Pädiater-Fragebogen
Frage 9: Einstufung der Wichtigkeit der Anwendung der ICF-Terminologie

Wie wichtig ist für Sie die Anwendung der Terminologie der ICF in den ergotherapeutischen Berichten? (eine Antwortmöglichkeit)								
n = 16								
Antwortmöglichkeiten	**sehr wichtig**		**weitgehend wichtig**		**weitgehend unwichtig**		**sehr unwichtig**	
	absolut	%	**absolut**	%	**absolut**	%	**absolut**	%
Die Fachterminologie der ICF soll in allen ergotherapeutischen Berichten genutzt werden.	1	6,25%	7	43,75%	6	37,5%	2	12,5%

6.6.5 Ergebnisse ‚übersichtliche Gestaltung'

I. Fragebogen Pädiater

Tabelle 12: Pädiater-Fragebogen
Frage 11: Nennung bestimmter Aspekte in welcher Art des Berichts

In welchen Berichten (Erstbericht, Verlaufsbericht, Abschlussbericht) sollten Ihrer Meinung nach die folgenden Aspekte genannt werden? (Mehrfachantworten)										
n = 55										
Antwortmöglichkeiten	**Erstbericht**		**Verlaufsbericht**		**Abschlussbericht**		**In gar keinem Bericht**		**Drop-out**	
	abs.	**%**	**abs.**	**%**	**abs.**	**%**	**abs.**	**%**	**abs.**	**%**
Aussagen zu den verwendeten ergotherapeutischen Befundinstrumenten	44	80,0%	12	21,8%	20	36,4%	4	7,3%	1	1,8%
Aussagen zu Betätigungen, die für das Kind bedeutungsvoll sind	28	50,9%	38	69,1%	29	52,7%	3	5,5%	2	3,6%
Aussagen zu den Fähigkeiten und Ressourcen des Kindes	31	56,4%	35	63,6%	42	76,4%	1	1,8%	0	0,0%
Aussagen über die Lebensqualität des Kindes	19	34,5%	24	43,6%	35	63,6%	9	16,4%	3	5,5%
Ergebnisdarstellung zu den genutzten Behandlungskonzepten	16	29,1%	27	49,1%	37	67,3%	9	16,4%	0	0,0%
Eine kurze ergotherapeutische Zusammenfassung über die Schwierigkeiten und Fähigkeiten des Kindes	38	69,1%	39	70,9%	40	72,7%	1	1,8%	0	0,0%
Aussagen zur Mitarbeit der Eltern	28	50,9%	45	81,8%	37	67,3%	0	0,0%	3	5,5%

6.7 Testgütekriterien

Die qualitative Forschung ist entstanden, weil „die für den quantitativen Ansatz typische Quantifizierung bzw. Messung von Ausschnitten der Beobachtungsrealität" (Bortz & Döring, 2006, S. 296) nicht ausreichte, um den Untersuchungsgegenstand „auch durch seine Intention, Ziel und Zweck" (Mayring, 2002, S. 12) zu verstehen.

Dieses Ziel wurde auch in der vorliegenden Arbeit verfolgt, indem durch eine regelgeleitete deduktive Vorgehensweise erste Erkenntnisse aus den ergotherapeutischen Berichten gezogen und durch ein induktives Vorgehen ergänzt wurden. Um weitere möglichst widerspruchsfreie Beweise zu bekommen, wurden die Ergebnisse der qualitativen Inhaltsanalyse durch einen Fragebogen an Ergotherapeuten abgesichert. Stein und Cutler fassen dies folgendermaßen zusammen: „Multiple methods are used to understand and offer interpretations of the meaning held by participants about these phenomena." (2000, S. 134).

Ein weiteres Charakteristikum qualitativer Forschung besteht nach Stein und Cutler darin, dass das Phänomen in seinem natürlichen Umfeld unter Berücksichtigung seines soziokulturellen Kontextes untersucht und interpretiert wird (vgl. 2000, S. 134). Das bedeutet für die vorliegende Studie, dass nicht nur die eine Seite der betroffenen Berufsgruppen bezüglich ergotherapeutischer Berichte befragt wurde, sondern auch die andere Seite. In diesem Fall stellten dies die Pädiater dar, die die verfassten Berichte bekommen und an Hand dieser über die weitere Behandlung des Kindes entscheiden. Um auch einen Einblick zu gewinnen, wie Pädiater ergotherapeutische Berichte sehen, und um den Gegenstand umfassend in seinem natürlichen Umfeld im sozikulturellen Kontext zu beleuchten, wurde ein Fragebogen für die Pädiater entwickelt (s. Kap. 6.5.1).

6.7.1 Klassische Trias

Laut Bortz & Döring (vgl. 2006, S. 195) lässt sich die Qualität einer Forschung an drei zentralen Kriterien der Testgüte festmachen.

6.7.2 Objektivität

Von Objektivität eines Fragebogens spricht man, „wenn verschiedene Testanwender bei denselben Personen zu den gleichen Resultaten gelangen" (Bortz & Döring, 2006, S. 195). Mit Ausnahme der *Interpretationsobjektivität* wurden alle Objektivitätscharakteristiken in der vorliegenden Studie erreicht bzw. angestrebt.

Die *Durchführungsobjektivität* wurde dadurch erlangt, dass alle möglichen Teilnehmer unter gleichen Voraussetzungen an den jeweiligen Erhebungsrunden teilnehmen konnten. Es wurde jeweils ein allgemeines Anschreiben verfasst. Für die Teilnahme an der Dokumentenanalyse wurden 4 Kriterien bestimmt. Zum einen wurde festgelegt, dass die möglichen Teilnehmer Mitglied im Deutschen Verband der Ergotherapeuten (DVE) sein sollten, da sich dadurch die Möglichkeit erhöhte, die Basisdokumentation des DVE zu nutzen. Das Nutzen der Basisdokumentation war somit das 2. festgelegte Kriterium. Da das Berichtsschema für den ambulanten, pädiatrischen Bereich entwickelt werden sollte, ergaben sich daraus die letzten beiden Kriterien für die möglichen Teilnehmer. Sie mussten im ambulanten Ergotherapiebereich tätig sein und mit Kindern arbeiten. Für die jeweiligen Fragebögen wurde ebenfalls je ein auf die Berufsgruppe zugeschnittenes Anschreiben verfasst und es wurde jeweils derselbe Fragebogen mit gesandt. Außerdem bestand für alle möglichen Teilnehmer die Gelegenheit zur Kontaktaufnahme bei Unklarheiten. Nachfragen wurden mit möglichst gleichklingender Beantwortung bearbeitet.

Die *Auswertungsobjektivität* setzt voraus, „dass die Auswertung von der Person des Auswerters unbeeinflusst sein [muss]" (Bortz & Döring, 2006, S. 195). Durch die regelgeleitete Auswertung der ergotherapeutischen Berichte und der ‚eigenen Meinungen' der Ergotherapeuten und Pädiater mittels qualitativer Inhaltsanalyse wurde im Sinne der Auswertungsobjektivität gehandelt.

6.7.3 Reliabilität

Bortz & Döring (2006, S. 739) definieren Reliabilität als ein „Gütekriterium eines Tests oder Fragebogens, das die Genauigkeit angibt bzw. wie stark die Messwerte durch Störeinflüsse und Fehler belastet sind". Da ein Meinungsbild über den Untersuchungsgegenstand geschaffen und nicht die Genauigkeit geprüft werden sollte, wurde die Reliabilität nicht weiter getestet.

6.7.4 Validität

„Ein Erhebungsinstrument ist valide, wenn es das misst, was es zu messen vorgibt" (Bortz & Döring, 2006, S. 743). Validität dient laut Bortz & Döring (vgl. 2006, S. 200) der Einschätzung der Qualität von Messinstrumenten. Da in dieser Studie der Schwerpunkt auf der Erfassung des Gegenstandsbereiches lag und weniger auf dem Messen vorgegebener Daten, wird die Validität nicht erreicht und deswegen auch nicht weiter überprüft.

6.8 Qualitative Testgütekriterien

Der Schwerpunkt dieser Studie liegt auf der Erhebung und Auswertung qualitativer Daten. Quantitativ erhobene und ausgewertete Datensätze dienen der Unterbauung der Ergebnisse der qualitativ erhobenen und ausgewerteten Datensätze, indem sie zur Häufigkeitsanalyse herangezogen werden. Aus diesem Grund liegt der Schwerpunkt der Darstellung der Testgütekriterien weniger auf den klassischen Kriterien, sondern auf der Darstellung der „Gütekriterien der qualitativen Forschung" (Mayring, 2002, S. 140).

6.8.1 Verfahrensdokumentation

Laut Mayring (2002, S. 145) ist „in qualitativ orientierter Forschung [...] das Vorgehen viel spezifischer auf den jeweiligen Gegenstand bezogen, [es] werden die Methoden meist speziell für diesen Gegenstand entwickelt oder differenziert". Aus diesem Grund ist es besonders wichtig, den Forschungsprozess bis ins Detail zu dokumentieren, um ihn für nicht in den Forschungsprozess Involvierte nachvollziehbar zu machen (vgl. ebd.). Insofern wurden alle in der Übersicht des Forschungsablaufs (s. Abb. 1) dargestellten Schritte in einem Forschungstagebuch dokumentiert.

6.8.2 Argumentative Interpretationsabsicherung

„Interpretationen spielen eine entscheidende Rolle in qualitativ orientierten Ansätzen. Interpretationen lassen sich aber nicht beweisen [...]. Trotzdem muss sich eine Qualitätseinschätzung besonders auf interpretative Teile richten. Hier gilt die Regel, dass Interpretationen nicht gesetzt, sondern argumentativ begründet werden müssen" (Mayring, 2002, S. 145).

Um eine freie Interpretation im Rahmen der Dokumentenanalyse zu umgehen, wurde der Schritt ‚Interpretation im Sinne der Fragestellung' anhand einer regelgeleiteten qualitativen Inhaltsanalyse durchgeführt. Des Weiteren wurde die Auswertung der eigenen Meinungsäußerung der Ergotherapeuten und Pädiater ebenfalls durch die Analysetechnik der qualitativen Inhaltsanalyse ausgewertet.

6.8.3 Regelgeleitetheit

Das Gütekriterium der Regelgeleitetheit besagt, dass qualitative Forschung dem Untersuchungsgegenstand gegenüber zwar offen sein, aber auch vorgeplante Analyseschritte beinhalten muss, um sich dem Untersuchungsgegenstand zu nähern (vgl. Mayring, 2002, S. 145). Indem zur Analyse der ergotherapeutischen Berichte im Vorfeld deduktive Kategorien gebildet wurden, wurde die theoretische Voraussetzung geschaffen, dass die Studie vorgeplante Analyseschritte beinhaltet. Durch die Ergänzung der induktiven Kategorienbildung gingen während der Auswertung neue Aspekte nicht verloren, und sie ermöglichten den Untersuchungsgegenstand in seiner Gesamtheit zu erfassen.

6.8.4 Nähe zum Gegenstand

Nähe zum Gegenstand beinhaltet das Postulat qualitativer Forschung, dass „humanwissenschaftliche Gegenstände [...] immer möglichst in ihrem natürlichen alltäglichen Umfeld untersucht werden [müssen]" (Mayring, 2002, S. 22). Im ersten Teil der Studie wurden deshalb ergotherapeutische Berichte angefordert, die im normalen Praxisalltag entstanden sind. Durch jeweils an die Berufsgruppe angepasste Fragebögen wurde sichergestellt, dass die jeweiligen Interessen der Ergotherapeuten und Pädiater berücksichtigt werden konnten. Das Ziel qualitativer Forschung, nämlich „Forschung für die Betroffenen zu machen und dabei ein offenes, gleichberechtigtes Verhältnis herzustellen" (Mayring, 2002, S. 146), wurde damit gewährleistet.

6.8.5 Kommunikative Validierung

Das Gütekriterium der kommunikativen Validierung hätte erfüllt werden können, wenn die Ergebnisse aus der qualitativen Inhaltsanalyse ergotherapeutischer Berichte mittels eines Fragebogens mit den 19 Ergotherapeuten rücküberprüft worden wären. Da mit einer größeren Teilnahme gerechnet wurde, wurde dies nicht im Vorfeld mit eingeplant und ließ sich im Nachhinein nicht mehr realisieren, da zur Sicherstellung der Anonymität nicht mehr zurückverfolgt werden konnte, von wem die ergotherapeutischen Berichte zur Verfügung gestellt wurden. Um aber trotzdem eine Absicherung der Ergebnisse zu bekommen, wurde entschieden, der gleichen Berufsgruppe die Ergebnisse vorzulegen, um Erklärungen für die gewonnenen Ergebnisse zu bekommen.

6.8.6 Triangulation

Ein weiteres Gütekriterium der qualitativen Forschung ist die Triangulation. Stein und Cutler (vgl. 2000, S. 174) bezeichnen die Triangulation als die Möglichkeit, dem

Vorwurf entgegenzuwirken, dass Aussagen aus qualitativen Studien lediglich auf ungeklärten Ergebnissen aus Experimenten beruhen, die nicht durch eine unabhängige Variable begründet sind. Dies kann nach Stein und Cutler mit der Methodentriangulation erreicht werden, die beinhaltet, dass sowohl quantitative als auch qualitative Daten erhoben werden.

Eine Datentriangulation, die Informationen vergleicht, indem sie sie aus verschiedenen Quellen erhebt, wurde in der vorliegenden Arbeit nicht angewendet. Alle Daten wurden jeweils aus einer Quelle erhoben.

Tabelle 13: Zuordnung der Informationen zu ihrer Quelle

Informationen	Quelle
Ergotherapeutische Berichte	Ergotherapeuten, die mit der Basisdokumentation arbeiten
Einschätzung der Ergotherapeuten durch Fragebogen	alle Ergotherapeuten aus der ermittelten Grundgesamtheit Ergotherapeuten
Meinung und Wünsche der Pädiater durch Fragebogen	alle Pädiater aus der ermittelten Grundgesamtheit Pädiater

Die Triangulation über verschiedene Auswerter wurde streng genommen nicht erreicht. Allerdings erfolgte im Rahmen der qualitativen Inhaltsanalyse durch eine gewisse Arbeitsteilung in Kombination mit einer engen Zusammenarbeit eine gegenseitige Überprüfung der gewonnenen Ergebnisse, sodass dadurch eine Triangulation über verschiedene Auswerter angestrebt wurde.

7 Berichtsschema

Die Ergebnisse der Dokumentenanalyse, die Befragung der Ergotherapeuten und Pädiater sowie die Schlussfolgerungen aus dem theoretischen Hintergrund der Studie bilden die Basis, auf der das vorliegende Berichtsschema entwickelt worden ist.

Das Berichtsschema bildet eine Grundlage für die ergotherapeutische Dokumentation, es ist unterteilt in drei Berichtsarten:

I. Erstbericht
II. Verlaufsbericht
III. Abschlussbericht

Diese Unterteilung ergibt sich aus der Darstellung des therapeutischen Prozesses des OTPF (s. Kap. 4), den unterschiedlichen Phasen der Basisdokumentation (s. Kap. 2.2) sowie dem Wunsch der Pädiater, Berichte entsprechend dem therapeutischen Prozess zu erhalten. In jeder einzelnen Prozessphase liegen unterschiedliche Schwerpunkte, sodass auch der anschließende Bericht unterschiedliche Inhalte trägt.

Tabelle 14: Vergleich der Phasen von OTPF, Basisdokumentation und Art des Berichts

Phase nach OTPF	Phase nach Basisdokumentation	Art des Berichts
Evaluation	Befunddokumentation	Erstbericht
Intervention	Prozessdokumentation	Verlaufsbericht
Outcome	Ergebnisdokumentation	Abschlussbericht

7.1 Aspekte für alle drei Arten des Berichts

Erst-, Verlaufs- und Abschlussbericht beinhalten zum Teil gleiche Aspekte. Aspekte, die auf alle drei Berichtsarten zutreffen, werden zu Beginn erklärt. Spezifische Aspekte, die nicht für alle Arten gleich gelten, werden anschließend gesondert dargestellt.

7.1.1 Allgemeine Informationen

Die Notwendigkeit einer übersichtlichen Struktur belegt noch einmal die Aussage von Klar & Graubner (vgl. 1997, S. 14). Sie bezeichnen Berichte als eine Form der Dokumentation und somit als ein Medium zur Kommunikation zwischen den Beteiligten im Gesundheitswesen. Alle Beteiligten müssen sich also mithilfe medizinischer Dokumente (Berichte) verständigen können, die in ihren inhaltlichen Strukturen und in ihrer äußeren Form aufeinander abgestimmt sind (s. Kap. 2). Aus diesem Grund – und um eine gute und zügige Lesbarkeit zu gewährleisten – sollte das Ausfüllen des Berichtsschemas am PC erfolgen. Auch ist durch den PC-Einsatz eine Platz sparende Archivierung möglich.

7.1.2 Eigene Angaben: Logo der Praxis, Name des Therapeuten

Um dem Pädiater eine schnelle Orientierung zu bieten, sollte zu Beginn des Berichts kenntlich gemacht werden, um welchen Absender es sich handelt und wer behandelnder Therapeut ist.

7.1.3 Klienteninformationen/Überweisungsinformationen

Die AOTA hat in ihren Guidelines for Documentation (s. Kap. 2) beschrieben, welche Überweisungsinformationen dokumentiert werden sollten. Dies bildete im Verlauf der Studie eine Ausgangslage, um diesbezüglich weitere Ergebnisse in den unterschiedlichen Erhebungsmethoden einzuholen, sodass nach Auswertung aller Ergebnisse folgende Überweisungsinformationen in das Berichtsschema aufgenommen wurden.

Die Klienteninformationen geben wichtige Angaben über den Klienten und dienen dem Adressaten zur Zuordnung. Neben dem vollständigen Namen des Kindes werden auch Geburtsdatum und Diagnose angegeben.

Im Erstbericht sollte der Behandlungsbeginn, im Verlaufs- und Abschlussbericht der Behandlungszeitraum angegeben werden. Des Weiteren sollte angekreuzt werden, ob es sich um eine Erstverordnung, Folgerverordnung oder Verordnung außerhalb des Regelfalles handelt. In dem Kästchen „Folgeverordnung" bzw. „Verordnung außerhalb des Regelfalls" wird die Anzahl der Verordnung eingetragen. Diese Daten geben dem Pädiater einen Überblick über die Behandlungsphase sowie über die Anzahl bereits ausgestellter Verordnungen.

In allen drei Berichtsarten sollten Angaben über das Ausstellungsdatum der Verordnung gemacht sowie zusätzliche Überweisungsinformationen aufgeführt werden. Die zusätzlichen Überweisungsinformationen dienen Pädiater und Ergotherapeut als Kontrolle, ob ein gegebenenfalls aufgeführter Therapieauftrag erfüllt wurde.

7.1.4 ICF

Die äußere Struktur des Berichtsschemas lehnt sich an das OTPF der AOTA an, um den ergotherapeutischen Prozess in den Mittelpunkt zu stellen. Und obwohl mehrere Studienergebnisse dagegen sprachen, die ICF im vorliegenden Berichtsschema zu berücksichtigen, haben die Autoren sich dazu entschieden, sie dennoch in das Berichtsschema zu integrieren. Die ICF wird für die interdisziplinäre Zusammenarbeit von Ergotherapeut und Pädiater immer wichtiger, auch wenn sie noch nicht so publik ist. Des Weiteren ist es laut Berufsprofil (2004, S. 173) sinnvoll, die ICF in der eigenen Berufspraxis zu nutzen, da die theoretischen Grundlagen zur menschlichen Handlung viele Ähnlichkeiten zu den Theorien der Ergotherapie über menschliche Betätigung aufweisen.

Beim Ausfüllen des Berichtsschemas sollte somit die Terminologie der ICF verwendet werden. Um einen Überblick über die wichtigsten Begriffe der ICF zu erlangen und sie den verschiedenen Teilbereichen des Berichtsschemas zuordnen zu können, werden die Begriffe nachfolgend erklärt.

Körperfunktionen und Körperstrukturen
„Körperfunktionen sind die physiologischen Funktionen von Körpersystemen (einschließlich psychologische Funktionen)“ (Schuntermann, 2007, S. 9). Die Klassifikation der Körperfunktionen nach Schuntermann (2007) ergab:

I. Mentale Funktionen
II. Sinnesfunktionen und Schmerz
III. Stimm- und Sprechfunktionen
IV. Funktionen des kardiovaskulären, hämatologischen, Immun- und Atmungssystems
V. Funktionen des Verdauungs-, des Stoffwechsel- und des endokrinen Systems
VI. Funktionen des Urogenital- und reproduktiven Systems
VII. Neuromuskuloskeletale und bewegungsbezogene Funktionen
VIII. Funktionen der Haut und der Hautanhangsgebilde (S. 42f)

„Körperstrukturen sind anatomische Teile des Körpers, wie Organe, Gliedmaßen und ihre Bestandteile" (Schuntermann, 2007, S. 9). Die Klassifikation der Körperstrukturen nach Schuntermann (2007) ergab:

I. Strukturen des Nervensystems
II. Das Auge, das Ohr und mit diesen in Zusammenhang stehende Strukturen
III. Strukturen, die an der Stimme und dem Sprechen beteiligt sind
IV. Strukturen des kardiovaskulären, des Immun- und des Atmungssystems
V. Mit dem Verdauungs-, Stoffwechsel und endokrinen System in Zusammenhang stehende Strukturen
VI. Mit dem Urogenital- und dem Reproduktionssystem in Zusammenhang stehende Strukturen
VII. Mit der Bewegung in Zusammenhang stehende Strukturen
VIII. Strukturen der Haut und Hautanhangsgebilde (S. 42f)

Eine Schädigung umfasst die Beeinträchtigung einer Körperfunktion oder -struktur, z. B. durch eine essenzielle Abweichung oder einen Verlust (Schuntermann, 2007, S. 9). Abgesehen von den Schädigungen sollten auch bedeutungsvolle Körperfunktionen und -strukturen berücksichtigt werden.

Aktivität

Die Aktivität bezeichnet die Durchführung einer Aufgabe oder Handlung durch eine Person (vgl. Schuntermann, 2007, S. 51). Eine Aktivität kann in verschiedenen **Lebensbereichen** (z. B. Kindergarten, Schule, Freizeit, Selbstversorgung) durchgeführt werden und wird nach der ICF unter zwei Gesichtspunkten betrachtet. Der erste Aspekt ist die **Leistung,** die „die tatsächliche Durchführung einer Handlung oder Aufgabe in einem Lebensbereich unter realen Lebensbedingungen, insbesondere unter den gegenwärtigen Alltagsbedingungen der Person mit ihren bestehenden Förderfaktoren und Barrieren" (Schuntermann, 2007, S. 52) beschreibt. Der zweite Aspekt ist die **Leistungsfähigkeit,** die „das maximale Leistungsniveau einer Person in einem Lebensbereich unter Testbedingungen oder hypothetischen Bedingungen wie Standard-, ‚Ideal'- bzw. ‚Optimal'bedingungen" (Schuntermann, 2007, S. 52) darstellt. Beim Auftreten von Schwierigkeiten bei der Durchführung einer Aktivität spricht die ICF von Beeinträchtigungen (Einschränkungen) der Aktivität (vgl. Schuntermann, 2007, S. 9).

Partizipation/Teilhabe

„Der Begriff der Teilhabe ist in der ICF definiert als das Einbezogensein einer Person in eine Lebenssituation oder einen Lebensbereich" (Schuntermann, 2007, S. 59). Im

Mittelpunkt steht hier die Teilhabe im Kindergarten oder in der Schule, an der Gesellschaft und im privaten Umfeld. Probleme, die eine Person beim Einbezogensein in eine Lebenssituation oder einen Lebensbereich erlebt, nennt die ICF **Beeinträchtigung der Teilhabe** (vgl. Schuntermann, 2007, S. 9).

Kontextfaktoren

Als Kontextfaktoren werden alle Gegebenheiten des Lebenshintergrundes einer Person bezeichnet. Sie sind in Umweltfaktoren und personenbezogene Faktoren gegliedert (vgl. Schuntermann, 2007, S. 23).

„**Personenbezogene Faktoren** sind der besondere Hintergrund des Lebens und der Lebensführung einer Person (ihre Eigenschaften und Attribute) und umfassen Gegebenheiten des Individuums, die nicht Teil ihres Gesundheitsproblems oder -zustands sind. Personenbezogene Faktoren sind in der ICF derzeit noch nicht klassifiziert" (Schuntermann, 2007, S. 23). Beispiele für personenbezogene Faktoren sind: Alter, Geschlecht, Charakter, Lebensstil, sozialer Hintergrund, Bildung, Ausbildung, Erfahrung, Motivation, Handlungswille, Mut, genetische Prädisposition. Wichtig ist hierbei noch einmal zu bedenken, dass die Beispiele nur zu den personenbezogenen Faktoren gezählt werden können, wenn sie NICHT Teil eines Gesundheitsproblems oder -Zustands des Kindes sind.

„**Umweltfaktoren** bilden die materielle, soziale und einstellungsbezogene Umwelt ab, in der Menschen leben und ihr Dasein entfalten" (Schuntermann, 2007, S. 23). Sie sind in der ICF in folgende Bereiche klassifiziert:

I. Produkte und Technologien (z. B. Hilfsmittel, Medikamente)
II. Natürliche und vom Menschen veränderte Umwelt (z. B. Straßen, Fußwege)
III. Unterstützung und Beziehungen (z. B. Familie, Freunde)
IV. Einstellungen, Werte und Überzeugungen anderer Personen und der Gesellschaft
V. Dienste, Systeme und Handlungsgrundsätze (z. B. Gesundheits- und Sozialsystem) (vgl. Schuntermann, 2007, S. 24).

Die Kontextfaktoren sind in **Barrieren** und **Förderfaktoren** einzustufen. Förderfaktoren und Barrieren sind insbesondere Umweltfaktoren, können aber auch personenbezogene Faktoren sein, die sich entweder positiv (Förderfaktoren) oder negativ (Barrieren) auf die funktionale Gesundheit auswirken. Hierbei ist zu beachten, dass das Vorhandensein von Förderfaktoren und das Fehlen von Barrieren inhaltlich verschiedene Sachverhalte darstellen und somit auch getrennt betrachtet werden sollte, obwohl sich beide Sachverhalte im Ergebnis positiv auf die funktionale Gesundheit auswirken. Entsprechendes gilt im umgekehrten Fall (vgl. Schuntermann, 2007, S. 26f).

Insgesamt sollten somit nur die Begriffe verwendet und inhaltlich im Berichtsschema gefüllt werden, die für das Kind und die Therapie von Bedeutung sind.

7.1.5 Ergotherapeutische Modelle

Ergotherapeutische Modelle sind aus der internationalen Ergotherapie nicht mehr wegzudenken. Auch in Deutschland findet eine starke Auseinandersetzung diesbezüglich statt, sodass seit Einführung der neuen Ausbildungs- und Prüfungsordnung eine Beschäftigung mit ergotherapeutischen Modellen in der Ausbildung verankert ist. „[...] Die Entwicklung ergotherapeutischer Modelle zur Gestaltung von Ausbildungsplänen geschah aus dem Bedürfnis heraus, einer Diffusion des Berufsbildes entgegenzuwirken und eine Systematik zu entwickeln, die in erster Linie ergotherapeutisch war" (Marotzki, 2002, S. 14).

In ergotherapeutischen Modellen hat die Betätigung einen zentralen Stellenwert. „Es sind diese verborgenen Prozesse, die von Praxismodellen zur Sprache gebracht werden. Die Aspekte der Funktionswiederherstellung und der individuellen Sinngebung durch Betätigungen werden in Praxismodellen auf begrifflicher Ebene als sinnvolle und erklärbare Einheit konstruiert und in den Behandlungsprozessleitlinien entsprechend berücksichtigt" (Marotzki, 2002, S. 17). Ergotherapeutischen Modellen, wie beispielsweise dem MOHO und dem CMOP, liegt eine Sichtweise zugrunde, die die zentrale Wichtigkeit der Betätigungen eines Menschen in seinem Leben und deren entsprechenden Wert in der Therapie hervorhebt (vgl. Hagedorn, 2000, S. 106). Die Behandlung wird demnach betätigungsorientiert ausgeführt. Eine Nutzung der dazugehörigen Befundinstrumente greift diese Orientierung an Betätigung des Kindes auf und kann durch diese erfasst und teils durch Ratingskalen eingestuft werden. Des Weiteren eignen sich die meisten Assessments zur Retestung. Somit bilden sie eine Grundlage, um erlangte Therapieergebnisse evaluieren und klar darstellen zu können. Ergotherapeutische Modelle lassen sich außerdem konzeptübergreifend einsetzen, sodass sie das Berichtsschema um viele Informationen ergänzen können.

7.1.6 Prognostische Einschätzung

Die Ergebnisse aus dem Ergotherapeuten-Fragebogen zeigten viele verschiedene Gründe, warum Ergotherapeuten wenig prognostische Aussagen treffen. Die häufigsten Aussagen waren, dass der Pädiater mit Unverständnis reagiere, wenn diese nicht einträfen (55,2 %), oder es seien zu viele Faktoren vorhanden, die vonseiten des Ergotherapeuten nicht beeinflussbar wären. Somit wird hier die Relevanz einer prognostischen Einschätzung anhand der Aussagen der Pädiater erläutert und verdeutlicht.

32 (58,2 %) Pädiater waren der Meinung, es werde durch die Prognose deutlich gemacht, dass die Behandlung zielgerichtet verlaufe. 33 (60,0 %) fanden sie sehr wichtig, weil sie dadurch eine Einschätzung über den voraussichtlichen Therapieverlauf erhalten. 34 (61,8 %) Pädiater nutzen prognostische Aussagen zur Einschätzung für die Verordnung weiterer Therapiemaßnahmen.

In der prognostischen Einschätzung sollen auf jeden Fall Angaben zu folgenden Punkten gemacht werden:

- weiterer Therapieverlauf
- voraussichtliche Länge der Therapie
- indizierte/nicht indizierte Therapiefortsetzung
- kritische Auseinandersetzung bei ausbleibendem Therapieerfolg

Beim Verfassen einer prognostischen Einschätzung müssen alle Aspekte des Kindes, der Behandlung in Bezug auf Betätigung und Umwelt des Kindes berücksichtigt werden.

7.2 Erstbericht

Ein Erstbericht sollte nach Meinung der befragten Pädiater die Länge von einer Seite nicht überschreiten.

In der Evaluationsphase liegt der Schwerpunkt auf der Definition von Zielen und Befundung. Somit bilden die Aspekte des Betätigungsprofils und die Analyse der Betätigungsperformanz die inhaltlichen Schwerpunkte eines Erstberichts.

7.2.1 Betätigungsprofil

Ein Betätigungsprofil nennt Informationen, die die Betätigungsgeschichte und -erfahrungen des Klienten beschreiben. Es werden alltägliche Muster, Interessen, Werte und Bedürfnisse berücksichtigt. Durch das Betätigungsprofil identifiziert der Therapeut die Probleme und Anliegen des Klienten in Bezug auf seine Betätigungsperformanz und erfasst somit umfassend die Prioritäten des Klienten. Informationen für das Erstellen eines Betätigungsprofils werden zu Beginn des Klientenkontaktes gesammelt. Im Laufe des Therapieprozesses sollten weitere Informationen (formell oder informell) gesammelt und gegebenenfalls überarbeitet und verfeinert werden in Hinblick auf das angestrebte Therapieziel (vgl. Reichel, 2005, S. 77). Die Informationsgewinnung erfolgt durch (teil-)standardisierte Interviews oder durch freie Gespräche mit dem Klienten bzw. dem erweiterten Klienten. Es sollten folgende Informationen nach dem AOTA gesammelt werden:

- Wer ist der Klient? (Einzelperson, Betreuungsperson)
- Warum sucht der Klient Behandlung und was sind seine gegenwärtigen Anliegen bezogen auf das Eingebundensein in Betätigung und Alltagsaktivitäten?
- Welche Betätigungsbereiche (Aktivitäten) sind erfolgreich, und welche Bereiche verursachen Probleme (Beeinträchtigungen)?
- Welche Kontexte (Kontextfaktoren) unterstützen Eingebundensein in erwünschte Betätigungen (Aktivität und Partizipation) und welche Kontexte (Kontextfaktoren) verhindern dies?
- Was ist die Betätigungsgeschichte des Klienten (z. B. Werte, Interessen, Muster von Betätigungen und Alltagsaktivitäten)?
- Was sind die Prioritäten des Klienten und gewünschte, angestrebte Outcomes? (vgl. Smith Roley et al., 2008, S. 648).
  - Betätigungsperformanz
  - Adaption
  - Gesundheit und Wohlbefinden
  - Partizipation
  - Prävention
  - Lebensqualität
  - Rollenkompetenz
  - Eintreten für sich Selbst
  - Recht auf Betätigung (vgl. Smith Roley et al., 2008, S. 662f).

Aus den gesammelten Informationen identifiziert der Ergotherapeut sowohl Funktionsfähigkeiten als auch Beeinträchtigungen der Funktionsfähigkeiten des Kindes und stellt sie sowie das Anliegen der Therapie im Erstbericht dar. Folglich fasst das Betätigungsprofil des Erstberichtes die Informationen zusammen, die in der Basisdokumentation unter dem Aspekt „Aktuelle Situation des Patienten" gesammelt wurden.

7.2.2 Analyse der Betätigungsperformanz

Der Therapeut analysiert die Betätigungsperformanz, indem er die für die Performanz eingesetzten Fertigkeiten und Muster identifiziert und andere Aspekte des Eingebundenseins in Betätigung evaluiert, die Fertigkeiten und Muster beeinflussen (z. B. Aktivitätsanforderungen) (vgl. Reichel, 2005, S. 79). Das Analysieren der Betätigungsperformanz erfordert ein großes Einfühlungsvermögen für die komplexe und dynamische Interaktion zwischen Körperstrukturen und -funktionen, Aktivitäten, Partizipation und Kontextfaktoren. Die zusammengetragenen Informationen über das Kind und seine Bezugspersonen bezüglich seiner Wünsche und Ziele leiten die Entscheidungen des Therapeuten während der Analyse. Durch diese Informationen wählt der Therapeut spezifische Betätigungen oder Aktivitäten aus, die weiter analysiert werden müssen. Außerdem werden aus den Informationen die Assessments abgeleitet, die für die Analyse der Betätigungsperformanz benötigt werden. Die Analyse der Betätigungsperformanz stellt somit eine Zusammenfassung in Bezug auf die Handlungsfähigkeit eines Kindes auf Ebene der Körperfunktionen und -strukturen, der Aktivität und der Partizipation dar. Im Sinne einer klientenzentrierten und ressourcenorientierten Ergotherapie sollten unter diesem Aspekt nicht nur die Beeinträchtigungen und Barrieren aufgeführt werden, sondern die besonderen Fähigkeiten, Stärken und Förderfaktoren in den Mittelpunkt gerückt werden. Die Erkenntnisse unter dem Punkt „Befund/Therapeutensicht" aus der Basisdokumentation können für die Erstellung der Betätigungsanalyse verwendet werden.

7.2.3 Betätigungsorientierte Zielsetzung

Die Rolle der Ergotherapie und ihr gesellschaftlicher Beitrag haben sich in den letzten Jahren fortwährend weiterentwickelt. Infolge der Reformierung der Ausbildungs- und Prüfungsverordnung in den neunziger Jahren und durch den vermehrten Einsatz berufsspezifischer Praxismodelle, die vorwiegend aus dem amerikanischen, kanadischen und australischen Raum stammen, begann für die deutschen Ergotherapeuten eine Auseinandersetzung mit der englischen Fachliteratur.

‚Occupation' stellt den Hauptbegriff der englischsprachigen Ergotherapie dar, der in gängigen Nachschlagewerken mit Beruf, Beschäftigung, Tätigkeit, Betätigung, Besetzung übersetzt wird. Das Autorenteam des ‚Fachwörterbuch Ergotherapie' traf die Entscheidung, Betätigung den Vorrang vor den Begriffen Handlung, Tätigkeit, Beschäftigung zu geben (vgl. Marotzki, 2006, S. 75). „Mit dem Begriff der Betätigung wurde ein konzeptioneller Platzhalter für eine zukünftig führende, deutsche evtl. deutschsprachige Fachdiskussion eingesetzt, der nicht schon durch andere Disziplinen besetzt und theoretisch ausgearbeitet ist" (Marotzki, 2006, S. 76).

Im OTPF wird Occupation ausführlich beschrieben und als „umfassender Terminus etabliert, den Ergotherapeuten für die Bandbreite und Bedeutung von Alltagsaktivitäten benutzen" (Reichel, 2005, S. 37). Reichel (vgl. 2005, S. 38) schreibt, dass occupations als Aktivitäten verstanden werden, die einen einzigartigen Sinn (purpose) und Bedeutung (meaning) für den Einzelnen haben. Wie auch schon im Kapitel 4 erwähnt, wird im OTPF das ‚Eingebundensein in Betätigung' als Fokus und als angestrebtes Ziel ergotherapeutischer Intervention formuliert.

Ein wesentliches Merkmal der ergotherapeutischen Modelle besteht darin, dass sich die Ergotherapie mit der Aufnahme bzw. Wiedereingliederung in bedeutungsvollen, regelmäßig durchgeführten Alltagsaktivitäten (Betätigungen) eines Klienten befasst. Nach Steinhagen (vgl. 2004, S. 34) sollte der Therapeut im Regelfall angepasste Alltagsaktivitäten einsetzen, um dieses Ziel zu erreichen. Weiterhin fordert sie, die Ziele einer ergotherapeutischen Behandlungsserie so zu gestalten, dass sie sich eindeutig auf die Verbesserung der Leistungen (Performanz) bei Alltagsaktivitäten beziehen.

Jedoch erleben die Autoren in ihrem therapeutischen Umfeld, dass die ergotherapeutische Zielfindung oft noch unsystematisch und uneinheitlich ist. Auch Romain (zitiert nach Steinhagen, 2004, S. 1 und S. 11) stellte in einem Vergleich zwischen ergotherapeutischen Zielen in den Niederlanden und in Deutschland fest, dass deutsche Zielsetzungen vor allem im Bereich der Körperfunktionen formuliert wurden, sich dagegen die Inhalte der niederländischen Ziele auf Alltagsaktivitäten bezogen.

Die Formulierung von Therapiezielen und die Zielsetzung bilden somit eine grundlegende und wichtige Voraussetzung für eine ergotherapeutische Behandlung.

Die Therapieziele werden gemeinsam vom Therapeuten und im Sinne der Klientenzentrierung vom Kind festgelegt, gegebenenfalls werden die Eltern als erweiterte Klienten bei der Zielsetzung mit eingebunden. So hat schon Meischenbaum

1977 (zitiert nach Polatajko & Mandich, 2008, S. 39) festgestellt: „das Kind, das wir behandeln, hat uns viel zu sagen, wir müssen es nur fragen und dann zuhören". Durch die Tatsache, dass das Kind bzw. die Eltern an der Zielsetzung beteiligt werden, können sie besser in die Behandlung mit eingebunden werden und Verantwortung übernehmen.

Eine klar formulierte Zielsetzung bildet die Grundlage jedes therapeutischen Prozesses und ist während des gesamten Prozesses von Belang. Um sie zu erhalten, ist es wichtig, die Ziele mithilfe der SMART-Regel zu formulieren. Nach der SMART-Regel muss ein Ziel spezifisch, messbar, anspruchsvoll, realistisch und zeitlich zu schaffen sein. Im Folgenden werden Leitfragen zur SMART-Regel aufgeführt, die eine Zielformulierung nach SMART vereinfachen:

Spezifisch	Ist das Ziel hinreichend konkret und präzise formuliert? Ist das Ziel eindeutig und widerspruchsfrei?
Messbar	Woran kann ich erkennen, ob ich mein Ziel erreicht habe? Wie kann ich es beobachten?
Anspruchsvoll	Ist das Ziel herausfordernd und anspruchsvoll?
Realistisch	Ist das Ziel überhaupt realistisch erreichbar?
Terminiert	In welcher Zeit soll das Ziel erreicht werden?

Außerdem sollten Ziele positiv und motivierend formuliert werden. Umso klarer ein Ziel formuliert wird, umso besser lässt sich überprüfen, ob das Ziel erreicht wurde und die Behandlung erfolgreich war. Insgesamt sollten die Ziele im Verlauf der Intervention regelmäßig überprüft und gegebenenfalls angepasst werden.

7.2.4 Verwendete Befundinstrumente

Die verwendeten Befundinstrumente und die Ziele der Befunderhebung hängen mit den Bedürfnissen des Kindes bzw. seiner Eltern und mit dem therapeutischen Ansatz, den der Ergotherapeut gewählt hat, zusammen (vgl. Hagedorn, 2000, S. 21). Dementsprechend können je nach Therapieauftrag standardisierte oder nicht-standardisierte Assessments verwendet werden. Assessments dienen dazu, ein Problem zu identifizieren, den Fortschritt der Therapie zu messen und die Therapieergebnisse zu evaluieren. Ebenso werden sie dazu genutzt, um Therapieziele abzuleiten und Prioritäten für therapeutische Interventionen festzulegen.

Um eine transparente Behandlung darzustellen, ist es sinnvoll, alle verwendeten Befundinstrumente mit den daraus gewonnenen Ergebnissen aufzuführen.

Hier finden Sie einige verwendete Befundinstrumente. Die Liste erhebt keinen Anspruch auf Vollständigkeit:

Standardisierte Befundinstrumente
- Assessment of Motor and Process Skills (AMPS/Aktivitäts- und Partizipationsebene)
- Bayley-Scale II (Körperfunktionen/-strukturen)
- Entwicklungstest sechs Monate bis sechs Jahre (ET 6-6/Körperfunktionen/-strukturen)
- Frostig-Entwicklungstest 2 (FEW 2/Körperfunktionen/-strukturen)
- Graphomotorische Testbatterie (GMT/Körperfunktionen/-strukturen)
- Hand-Dominanz-Test (HDT/Körperfunktionen/-strukturen)
- Lincoln-Oseretzky-Skala (LOS KF 18/Körperfunktionen/-strukturen)
- Motoriktest für vier- bis sechsjährige Kinder (MOT 4-6/Körperfunktionen/-strukturen)
- Movement Assessment Battery for Children (MABC 2/Körperfunktionen/-strukturen)
- Münchner Funktionelle Entwicklungsdiagnostik (MFED/Körperfunktionen/-strukturen)
- Sensory Integration and Praxis Test (SIPT/Körperfunktionen/-strukturen)

Halbstandardisierte Befundinstrumente
- Assisting Hand Assessment (AHA/Aktivitäts- und Partizipationsebene)
- Canadian Occupational Performance Measure Kids (COPM-Kids/Aktivitäts- und Partizipationsebene)
- Pediatric Disability Inventory (PEDI/Aktivitäts- und Partizipationsebene)
- Childrens Assessment of Participation and Enjoyment (CAPE/Aktivitäts- und Partizipationsebene)
- Preferences for Activities of Children (PAC/Aktivitäts- und Partizipationsebene)

Nicht-standardisierte Befundinstrumente
- Children's Occupational Self Assessment (COSA/Aktivitäts- und Partizipationsebene)
- Diagnostischer Elternfragebogen zur Taktil-Kinästhetischen Responsivität im frühen Kindesalter (DEF-TK/Körperfunktionen/-strukturen)
- Elternfragebogen zur kindlichen Entwicklung (EFKE/Körperfunktionen/-strukturen)

- Klinische Beobachtungen der sensorischen Integration (KBSI/Körperfunktionen/-strukturen)
- Pediatric Activity Card Sort (PACS/Aktivitäts- und Partizipationsebene)
- Pediatric Volitional Questionnaire (PVQ/Aktivitäts- und Partizipationsebene)
- School Function Assessment (SFA/Aktivitäts- und Partizipationsebene)
- School Setting Interview (SSI/Aktivitäts- und Partizipationsebene)
- Short Child Occupational Profile (SCOPE/Aktivitäts- und Partizipationsebene)
- Test of Playfulness (TOP/Aktivitäts- und Partizipationsebene)

7.3 Verlaufsbericht

Der Verlaufsbericht sollte kurz gehalten sein und eine Seite nicht überschreiten.

Zu Beginn der Interventionsphase braucht der Therapeut theoretisches Wissen und clinical-reasoning-Fähigkeiten, um Kurz- wie Langzeitziele durch Interventionsansätze und Interventionen zu formulieren und zu erreichen (s. Kap. 4.2.2). Diese Voraussetzungen bilden nach den Guidelines der AOTA in diesem Berichtsschema den inhaltlichen Schwerpunkt eines Verlaufsberichts.

Er wird basierend auf den Ergebnissen des Evaluationsprozesses entwickelt und beschreibt ausgewählte ergotherapeutische Ansätze und Interventionsarten, um die von dem Klienten identifizierten und angestrebten Outcomes (Ergebnisse) zu erreichen (s. Kap. 4.2.1).

Auch aus den HMR (s. Kap. 3) ergeben sich Aspekte, die in Verlaufsberichten berücksichtigt werden müssen. Im Rahmen der Ergebnisqualität in § 15 ist die Leitsymptomatik bei Beginn der Behandlungsserie mit dem tatsächlich erreichten Zustand am Ende der Behandlungsserie unter Berücksichtigung des Therapieziels gemäß der ärztlichen Verordnung sowie des Befindens und der Zufriedenheit des Versicherten zu vergleichen (vgl. Ferber & Gans, 2004, S. 53). In ergotherapeutischen Berichten sollte demnach immer wieder die zu Beginn angeführte Leitsymptomatik mit den im Behandlungsverlauf erzielten Ergebnissen überprüft werden. Um sie nicht aus den Augen zu verlieren, bietet es sich an, diese Angaben in der Spalte „Ärztlicher Behandlungsauftrag" in der Basisdokumentation (2006; S. 8) zu vermerken.

7.3.1 Betätigungsorientierte Zielsetzung

Wie im Erstbericht sollte auch im Verlaufsbericht eine betätigungsorientierte Zielsetzung aufgeführt werden. Hier werden die Ziele angegeben, an denen während des Behandlungsverlaufes gearbeitet wurde.

7.3.2 Interventionen

Der Ergotherapeut nutzt die gesammelten Informationen aus der Evaluationsphase, sein Fachwissen und therapeutische Ansätze, um betätigungsorientierte Interventionen („occupation-centered interventions") zu planen und umzusetzen (vgl. Smith Roley et al., 2008, S. 652). Der Schwerpunkt liegt somit auf dem Interventionsplan und seiner Umsetzung. Der Interventionsplan stellt die gewählten therapeutischen Ansätze und Art der Interventionen dar, während bei der Interventionsumsetzung der Plan in eine Handlung umgesetzt wird und somit die hierfür wichtigen Mittel und Medien aufgeführt werden sollten.

Der verordnende Arzt setzt in der Heilmittelverordnung die Art der Intervention fest. Der Ergotherapie sind 4 verschiedene Behandlungsarten zugeordnet.

I. Motorisch-funktionelle Behandlung

„Eine ergotherapeutische motorisch-funktionelle Behandlung dient der gezielten Therapie krankheitsbedingter Störungen der motorischen Funktionen und der daraus resultierenden Fähigkeitsstörungen" (Ferber & Gans, 2004, S. 65). Leistungen, die sich daraus ergeben:

- Funktionelle Behandlungstechniken
- Handwerkliche, spielerische und gestalterische Behandlungstechniken
- Maßnahmen zur taktilen Desensibilisierung und Sensibilisierung
- Handtherapie
- Einhändertraining
- Selbsthilfetraining (Training der Aktivitäten des täglichen Lebens)
- Training der Alltagskompetenzen unter Berücksichtigung des Einsatzes von temporären Schienen und der zur Verfügung stehenden Hilfsmittel (wie z. B. Prothesen)
- Versorgung und Training mit Alltagshilfen
- Training mit technischen Hilfen, auch am PC
- Gelenkschutzmaßnahmen

- Belastungstraining
- Beratung zur Integration in das häusliche und soziale Umfeld

(vgl. Ferber & Gans, 2004, S. 66)

II. Sensomotorisch-perzeptive Behandlung

„Eine ergotherapeutische sensomotorisch-perzeptive Behandlung dient der gezielten Therapie krankheitsbedingter Störungen der sensomotorischen und perzeptiven Funktionen und den daraus resultierenden Fähigkeitsstörungen. Sie ist ein komplexes Behandlungsverfahren mit häufig mehreren Therapiezielen". Leistungen sind:

- Wahrnehmungsfördernde Behandlungsmethoden
- Stimulation, Stabilisierung und Differenzierung der basalen, sensomotorischen Fähigkeiten
- Sensorische Integrationstherapie
- Funktionelle, handwerkliche, spielerische gestalterische Behandlungstechniken
- Behandlung auf neurophysiologischer Grundlage
- Graphomotorisches Training
- Mund- und Esstherapie
- Selbsthilfetraining (Training der Aktivitäten des täglichen Lebens)
- Training der Alltagskompetenzen unter Berücksichtigung des Einsatzes von temporären Schienen und der zur Verfügung stehenden Hilfsmittel (wie z. B. Prothesen)
- Versorgung und Training mit Alltagshilfen
- Training mit technischen Hilfen, auch am PC
- Vorschulisches/vorberufliches Training und Belastungserprobung
- Beratung zur Integration in das häusliche und soziale Umfeld

(vgl. Ferber & Gans, 2004, S. 67)

III. Ergotherapeutisches Hirnleistungstraining/neuropsychologisch orientierte Behandlung

„Ein ergotherapeutisches Hirnleistungstraining/eine neuropsychologisch orientierte ergotherapeutische Behandlung dient der gezielten Therapie krankheitsbedingter Störungen der neuropsychologischen Hirnfunktionen, insbesondere der kognitiven Störungen und den daraus resultierenden Fähigkeitsstörungen" (Ferber & Gans, 2004, S. 70). Hieraus entstehende Leistungen sind:

- Hirnleistungstraining mit starkem Realitäts- und Biografiebezug
- Hirnleistungstraining mit speziellen und individuell adaptierten Programmen

- Hirnleistungstraining am PC mit spezieller Therapiesoftware
- Neuropsychologisch orientiertes Hirnleistungstraining
- Handlungsorientiertes Training der kommunikativen Fähigkeiten, auch am PC
- Training zur Verbesserung des Lernverhaltens und der Grundarbeitsfähigkeiten
- Vorschulisches/vorberufliches Training und Belastungserprobung

(vgl. Ferber & Gans, 2004, S. 71)

IV. Psychisch-funktionelle Behandlung

„Eine ergotherapeutische psychisch-funktionelle Behandlung dient der gezielten Therapie krankheitsbedingter Störungen der psychosozialen und sozioemotionalen Funktionen und den daraus resultierenden Fähigkeitsstörungen" (Ferber & Gans, 2004, S. 72). Entstehende Leistungen:

- Handwerkliche, gestalterische und spielerische Methoden
- Methoden zur Verbesserung der sozialen Wahrnehmung, des kommunikativen und interaktiven Verhaltens
- Methoden zur Verbesserung der Körper- und Selbstwahrnehmung und der Wahrnehmungsverarbeitung
- Projektarbeiten
- Training der Selbsthilfefähigkeiten, auch Aktivitäten des täglichen Lebens
- Realitätsorientierungsprogramme
- Methoden zur Entwicklung von Selbstsicherheit und Bewältigungsstrategien
- Training des sozialen Verhaltens
- Kognitive Trainingsprogramme
- Vorschulisches/vorberufliches Training und Belastungserprobung
- Training der Grundarbeitsfähigkeiten/Arbeitstherapie
- Training der eigenaktiven Tagesstrukturierung
- Beratung und Integration in das häusliche und soziale Umfeld

(vgl. Ferber & Gans, 2004, S. 73)

Innerhalb der vorgegebenen Behandlungsart und unter Berücksichtigung der Wünsche und Bedürfnisse des Klienten wählt der Ergotherapeut den entsprechenden theoretischen Bezugsrahmen und seinen Ansatz. Im Folgenden werden in Anlehnung an Hagedorn (2000) acht Bezugsrahmen aufgeführt. Die Liste erhebt keinen Anspruch auf Vollständigkeit.

I. Biomechanischer Bezugsrahmen

Beim biomechanischen Bezugsrahmen betrachtet der Therapeut den Klienten auf einer rein funktionellen Ebene, hauptsächlich um Funktionen wie z. B. Stabilität und flüssige Bewegungen zu verbessern. Zum biomechanischen Bezugsrahmen gehören verschiedene Ansätze. Die gebräuchlichsten sind:

- Ansatz der abgestuften Aktivitäten
- ADL-Ansatz
- Kompensatorischer Ansatz (vgl. Hagedorn, 2000, S. 65f)

II. Neurophysiologischer Bezugsrahmen

„Der neurophysiologische Behandlungsrahmen beruht auf den Prinzipien der motorischen Steuerung, der neuromuskulären Fazilitation und der sensorischen Integration und stützt sich stark auf die Entwicklungsphysiologie" (Hagedorn, 2000, S. 68). Zu den Ansätzen gehören, z. B.:

- Affolter-Konzept
- Basale Stimulation nach A. Fröhlich
- Bobath-Konzept
- Castillo Morales Konzept
- Constraint Induced Movement Therapy (CIMT)
- Frostig-Konzept
- Neurophysiologischer Entwicklungsaufbau nach Pörnbacher (NEPA)
- Sensorische Integrationstherapie

III. Kognitiv-perzeptiver Bezugsrahmen

„Der kognitive-perzeptive Bezugsrahmen befasst sich mit [...] mentalen Prozessen, die es einer Person ermöglichen zu wissen, wo sie ist, Objekte und Personen zu erkennen, sich in einem begrenzten Raum zu bewegen, gezielte Bewegungen auszuführen, zu lernen, sich zu erinnern, logisch zu denken, Probleme zu lösen, mit konkreter und abstrakter Sprache umzugehen" (Hagedorn, 2000, S. 73).

- Diagnostischer Ansatz
- Heilender Ansatz
- Kompensatorischer Ansatz
- Perfetti-Konzept

IV. Verhaltensorientierter Bezugsrahmen

Dieser Bezugsrahmen bezieht sich auf Verhalten (beobachtbare Performanz). Am häufigsten wird er verwendet bei Klienten mit Lernstörungen (vgl. Hagedorn, 2000, S. 75).

- Ansatz der Verhaltensmodifikation
- Programmiertes Lernen

V. Kognitiv-verhaltensorientierter Bezugsrahmen

„Dieser Bezugsrahmen gründet sich auf der Annahme, dass Gedanken, Verhalten und Gefühle zusammenhängen. [....] Unbewusste Gründe des Verhaltens werden bei diesem Ansatz ignoriert [...]. Der Ansatz ist fest in der Gegenwart verankert mit Blick auf die Zukunft, die Vergangenheit wird akzeptiert aber nicht untersucht" (Hagedorn, 2000, S. 78). Es gibt verschiedene Variationen beim Ansatz des kognitiven Verhaltens.

- Kognitiv-verhaltensorientierter Ansatz
- Cognitive Orientation to Daily Occupational Performance (CO-OP)

VI. Analytischer Bezugsrahmen

„Der analytische Bezugsrahmen befasst sich mit dem Unbewussten oder Unterbewussten menschlichen Verhaltens, mit den Gefühlen und persönlichen Bedeutungen und Symbolen, die jemand Personen, Ereignissen oder Objekten beimisst" (Hagedorn, 2000, S. 80).

- Objektbeziehungen
- Psychodynamischer (analytischer) Ansatz

VII. Gruppenarbeits-Bezugsrahmen

„Der Bezugsrahmen der Gruppenarbeit beruht auf Theorien, die sich mit der Dynamik von Gruppeninteraktionen und -prozessen und deren Auswirkungen auf das Verhalten und Reaktionen von Gruppenmitgliedern befassen" (Hagedorn, 2000, S. 82).

- Interaktiver Ansatz/Aktivitätsgruppen-Ansatz
- Psychotherapeutischer Gruppenansatz

VIII. Humanistischer Bezugsrahmen

Beim humanistischen Bezugsrahmen wird der Mensch als Ganzes in seiner sozialen und physischen Umwelt gesehen. Die persönlichen Erfahrungen und das Bewusstsein sind hierbei von übergeordneter Bedeutung (vgl. Hagedorn, 2000, S. 86).

- Klientenzentrierter Ansatz
- Studentenzentrierter Ansatz

Eine weitere Intervention in der ergotherapeutischen Behandlung ist die **Beratung.** In der Leistungsbeschreibung zählt sie zum Umfang der zu erbringenden Leistung:

„Die Information, Beratung und Schulung des Patienten [Klienten, Anmerk. d. Verf.] und/oder seiner Bezugspersonen über die Ziele, die Wirkungen und den Behandlungsverlauf der Ergotherapie, wie auch die ergotherapeutische Anleitung zum eigenverantwortlichen gesundheitsgerechten Verhalten durch häusliche Übungsprogramme, sind unverzichtbare Bestandteile der ergotherapeutischen Behandlung" (Ferber & Gans, 2004, S. 63).

Im pädiatrischen Arbeitsfeld kommt der Beratung eine besondere Rolle zu, da Kinder viel Unterstützung seitens der Erziehungsberechtigten benötigen. Eine weitere Form ist die „Beratung zur Integration in das häusliche und soziale Umfeld" (vgl. ebd.). Diese erfolgt im Einzelfall und kann „einmal pro Regelfall erbracht und abgerechnet werden" (Ferber & Gans, 2004, S. 78). Nach erfolgter Absprache mit dem verordnenden Arzt ist sie nach Durchführung separat zu dokumentieren und dem Arzt schriftlich zu berichten (vgl. ebd.). Diese Leistung kann mit Ausnahme des HLT bei allen Maßnahmen erbracht werden. Sie wird dann nötig, wenn Fähigkeitsstörungen in Bezug auf die Selbstversorgung und Alltagsbewältigung vorliegen und zu Problemen zu Hause oder im sozialen Umfeld führen. Sie erfolgt im Rahmen eines Besuches vor Ort, um den Klienten dazu zu befähigen, in der Therapie Erarbeitetes in den Alltag zu transferieren. Der Ergotherapeut kann dann ggf. eine Analyse und Anpassung der gegebenen Situation vornehmen (vgl. Ferber & Gans, 2004, S. 64).

Anschließend erfolgt die Auswahl der Mittel und Medien, die mit dem Alltag des Klienten zu tun haben sollten und vom Klienten angenommen werden müssen. Hierbei sollte stets zwischen funktions- und handlungsorientierten Aspekten bei der Auswahl unterschieden werden.

I. Gegenstände und Aktivitäten des täglichen Lebens

„Als Mittel und Medien werden in diesem Zusammenhang alle gebräuchlichen Gegenstände des Alltags eingesetzt, sowohl in gewöhnlicher Form als auch als adaptierte Gegenstände" (Fürhoff, 2007, S. 92).

II. Mittel für handwerkliche und gestalterische Techniken

Zu den handwerklichen und gestalterischen Mitteln und Medien gehören verschiedenen Materialien, wie z. B. Ton, Holz, Papier, Pappe, Flechtmaterial, Stoff, Metall sowie die dazugehörigen Bearbeitungs-, Herstellungs- und Gestaltungstechniken und entsprechende Werkzeuge (vgl. ebd.).

III. Spiele und Spielmaterialien

Spiele können in unterschiedliche Kategorien eingeteilt werden, z. B. Spiele im Kreis, Kennlernspiele, Wettbewerbsspiele, Ratespiele, Darstellungsspiele, Bewegungsspiele, Wahrnehmungsspiele, Vertrauensspiele, Rollenspiele.

IV. Spezielle Therapiemittel

Hierzu zählen Schienen, Hilfsmittel und Adaptionen, wie z. B. Stift- und Griffverdickungen.

V. Computer

Der Gebrauch des Computers spiegelt häufig die private und berufliche Alltagswelt wider. Der selbstverständliche Umgang mit dem Computer wird in der Entwicklung hin zu einer Wissensgesellschaft erwartet. Der therapeutische Einsatz des Computers sollte sorgfältig abgewogen und individuell entschieden werden (vgl. Fürhoff, 2007, S. 93).

7.3.3 Therapieergebnisse

Während der Interventionsphase werden die ersten Therapieziele erreicht. Das Outcome ist die „Feststellung des Erfolgs durch das Erreichen der gewünschten und angestrebten Ergebnisse. Informationen […] [aus der Ergebnisevaluation] werden dazu genutzt, zukünftige Handlungen mit dem Klienten zu planen und das Behandlungsprogramm zu evaluieren" (Reichel, 2005, S. 41). Zur Darstellung der Therapieergebnisse fanden 35 (63,6 %) der Pädiater eine klare Auflistung verschiedener qualitativer bzw. quantitativer Befundinstrumente, die sich zur Retestung eignen, sehr wichtig. Das COPM beispielsweise erfasst durch eine Retestung die Verbesserung der Ausführung von Aktivitäten. Somit könnte dem Wunsch der Pädiater entgegengekommen werden, eine klare Darstellung von Therapieergebnissen zu liefern. Stehen keine geeigneten Instrumente zur Verfügung, sollten auch unstrukturierte Beobachtungen im Bericht dargestellt werden, z. B. durch Gespräche mit Klienten und/oder Angehörigen.

Eine kurze Erwähnung der Therapieergebnisse in einem Satz, ohne konkrete Situationsbeschreibungen, finden insgesamt 31 (56,4 %) der Pädiater sehr bzw. weitgehend wichtig. Die Ergebnisse sollten immer nach dem Erreichen des Zieles aufgeführt werden.

7.3.4 Mitarbeit der Eltern

Die Befragung der Pädiater untermauert die Aussage, dass die Mitarbeit der Eltern erwähnt werden muss. 44 (80,0 %) der befragten Pädiater fanden Aussagen zur Mitarbeit der Eltern sehr wichtig und die Platzierung im Verlaufsbericht am günstigsten.

„Die Information [bezüglich der Therapie, Anmerkung der Verfasser], Beratung und Schulung des Patienten [Klienten, Anmerkung der Verfasser] und/oder seiner Bezugspersonen über die Ziele, die Wirkungen und den Behandlungsverlauf der Ergotherapie, wie auch die ergotherapeutische Anleitung zum eigenverantwortlichen gesundheitsgerechten Verhalten durch häusliche Übungsprogramme, sind unverzichtbare Bestandteile der ergotherapeutischen Behandlung" (Ferber & Gans, 2004, S. 63) (s. Kap. 7.3.2). Im pädiatrischen Arbeitsfeld kommt der Beratung eine besondere Rolle zu, da Kinder viel Unterstützung seitens der Erziehungsberechtigten benötigen. Die Mitarbeit der Eltern bildet somit einen Teil der Behandlung und muss für den Pädiater im Bericht dokumentiert werden.

Des Weiteren führen eine umfangreiche Aufklärung und Einbindung der Bezugspersonen zu einem besseren Transfer in den Alltag der Familie, sodass in der Therapie Erarbeitetes dort weiter gefestigt werden kann. Dies stellt im Sinne der WANZ-Kriterien sicher, dass das Maß des Notwendigen nicht überschritten wird.

Die Basisdokumentation greift den Aspekt der Klientenzentrierung auf, indem die „aktuelle Situation" aus Sicht des Klienten beziehungsweise des/der Angehörigen explizit dokumentiert wird und dem „Befund aus Therapeutensicht" gegenübergestellt wird (vgl. Basisdokumentation, 2006, S. 10f.). Unter diesem Aspekt wird noch einmal die Bedeutung der Mitarbeit der Eltern betont. Denn das Kind braucht in den meisten Fällen eine Unterstützung der Eltern, um seine Ziele definieren zu können, sodass diese nur in enger Zusammenarbeit von Eltern, Kind und Ergotherapeut entstehen können.

In seinem Bericht sollte der Therapeut verschiedene Leitfragen bedenken:

- An welchen Punkten haben sich Eltern eingebracht?
- Finden regelmäßig Elterngespräche statt?
- Was sind die Ergebnisse aus den Gesprächen?
- Wurden Hausaufgaben und Tipps umgesetzt?
- Gibt es die Bereitschaft der Eltern/Bezugspersonen, sich aktiv in die Therapie einbinden zu lassen?

7.4 Abschlussbericht

Eine Behandlung wird aus verschiedenen Gründen beendet. Entweder sind alle vorgenommen Zielsetzungen erreicht oder sie wird aus situationsbedingten Gründen, wie z. B. Umzug, bzw. auf Wunsch des Klienten abgebrochen. Auf die Frage, warum vermutlich weniger Abschlussberichte geschrieben werden, gaben die befragten Ergotherapeuten neben zu hoher Arbeitsbelastung auch die plötzliche Beendigung der Behandlung an, da der Klient keine Verordnung mehr bekomme.

Die AOTA empfiehlt, im Abschlussbericht den Verlauf des Klienten vom Anfang der ergotherapeutischen Maßnahme bis zum Ende hin darzustellen (s. Kap. 4.2.3). Außerdem befürwortet sie die Empfehlung für weitere Maßnahmen. Dafür findet sich im Berichtsschema unter ‚prognostischer Einschätzung' die Möglichkeit.

Im Vergleich der Aussagen, welche Berichte der Pädiater erhalten möchte, erwarteten diese am meisten Abschlussberichte (96,4 % Abschlussberichte, je 87,3 % Erstberichte, bzw. Folgeberichte). Somit nimmt die Berichterstattung zum Abschluss einer Therapie nach Meinung der Pädiater den höchsten Stellenwert ein und sollte dementsprechend berücksichtigt werden. Während des gesamten Behandlungsverlaufes standen Arzt und Ergotherapeut durch die schriftlichen Berichte in einem fachlichen Austausch. Deswegen gehört das Verfassen eines Abschlussberichtes als Ergebnisdokumentation dazu. Durch einen fundierten Abschlussbericht ist es dem Ergotherapeuten möglich, die Erfolge seiner Arbeit darzustellen. Neben den allgemein gültigen Empfehlungen, die unter Kapitel 7.1 beschrieben sind, folgt nun eine Aufstellung der Kriterien, die ein Abschlussbericht erhalten sollte.

Insgesamt 41 (74,6 %) der Pädiater gaben an, dass die Maximallänge einer Seite nicht überschritten werden solle.

7.4.1 Betätigungsorientierte Zielsetzung

Auch im Abschlussbericht werden zu Beginn die Ziele aufgeführt, an denen im angegebenen Behandlungszeitraum mit dem Kind und den Angehörigen gearbeitet wurde. So bekommt der verordnende Arzt einen schnellen Überblick (s. Kap.7.2.3).

7.4.2 Therapieergebnisse

Die AOTA nennt im OTPF 2nd Edition (s. Kap. 4.2.3) drei miteinander verknüpfte übergeordnete ergotherapeutische Outcomes: Gesundheit – Partizipation – Eingebundensein in Betätigung (vgl. Smith Roley et al., 2008, S. 660)

Die Ausrichtung der Zielsetzung auf Betätigungsorientierung greift diese Outcomes zum großen Teil auf und leitet die Behandlung dorthin.

In der Darstellung der Therapieergebnisse soll somit auf die aktuelle Zielsetzung des letzten Behandlungszeitraums eingegangen und in kurzen Beschreibungen dokumentiert werden, in welcher Form sich das Ergebnis zeigt. Auch hier können in der Terminologie der ICF die „hypothetischen Beziehungen zwischen den verschiedenen Aspekten der Betätigungsperformanz" (Smith Roley et al., 2008, S. 660) dargestellt werden.

Beispiel: „Paul kann 15 Minuten am Tisch sitzen (body function) und ein Arbeitsblatt mit dem Thema Farben aus dem Vorschulbereich selbstständig bearbeiten (Aktivität). Bei Arbeitsblättern zum Thema Zahlen gelingt ihm das nicht immer."

oder

„Die Mutter berichtet, dass Paul seiner Patentante zum Geburtstag ein Bild mit verschiedenen Farben gemalt hat (Aktivität) und dabei wie selbstverständlich die Schreibhilfe für die verschiedenen Stifte gewechselt hat (performance patterns)".

Des Weiteren werden Therapieergebnisse durch erfolgte Outcome-Assessments wie z. B. durch die Retestung durch das COPM Kids dargestellt.

37 (41,6 %) der Pädiater wünschen eine Ergebnisdarstellung zu den genutzten Behandlungskonzepten.

7.4.3 Aussagen zur Lebensqualität des Kindes

„Die vom Klienten selbst wahrgenommene verbesserte Betätigung, selbst wahrgenommene Freude, Selbstvertrauen, und Zuversicht zum Leben und seinen Möglichkeiten sind wertvolle Outcomes" (Smith Roley et al., 2008, S. 660), die die Lebensqualität des Kindes und seiner Angehörigen ausdrücken.

Aus der Untersuchung wurde deutlich, dass es Ergotherapeuten schwerfällt, Aussagen über die Lebensqualität des Kindes und seiner Angehörigen zu treffen. In den

Berichten wurde in der qualitativen Inhaltsanalyse keine Aussage zur Lebensqualität des Kindes gefunden. 47 (44,8 %) der befragten Ergotherapeuten gaben an, dass es den Rahmen der Berichtsführung übersteige. 35 (40,2 %) der befragten Pädiater wünschten sich aber eine Aussage über die Lebensqualität des Kindes im Abschlussbericht. Es lässt sich vermuten, dass eine solche Aussage gerade im Abschlussbericht getroffen werden sollte, da der Pädiater dadurch eine Rückmeldung bekommt, ob sich die Therapie positiv auf das Leben des Kindes ausgewirkt hat.

Dies spiegelt die Aussagen der AOTA (Smith Roley et al., 2008, S. 660) wider. Während der Phase des Outcomes ist „zusätzlich die Empfindung des Klienten entscheidend, wie erfolgreich er die Ergebnisse der ergotherapeutischen Behandlung einschätzt". Der Begriff der Lebensqualität zählt zwar nicht direkt zur Terminologie der ICF, wird aber im Teilhabekonzept der ICF aufgegriffen (s. Kap. 5) und entspricht somit der Zielsetzung, sich beim Verfassen der Berichte an den Gedanken der ICF zu orientieren.

8 Fallbeispiel*

Paul Heinzmann ist für seine 5,7 Jahre recht klein gewachsen und hat blondes kurz geschnittenes Haar. Seine Bewegungen sind unbeholfen. Er lebt mit seinem Bruder (2,4 Jahre) und seinen Eltern im eigenen Haus mit einem kleinen Garten. Am Wochenende unternimmt die gesamte Familie gerne Ausflüge in den Tierpark oder in den Wald. Sein Vater arbeitet als Computerfachmann in einer großen Firma. Seine Mutter ist gelernte Bauzeichnerin, seit Pauls Geburt ist sie zu Hause. Die Schwangerschaft und Geburt von Paul verliefen problemlos. Bei den gemeinsamen Mahlzeiten fällt es Paul schwer, ruhig am Tisch zu sitzen. Die Mutter berichtet von einem geringen Eigenantrieb beim Waschen, Anziehen und Zimmer aufräumen. Paul bastelt und malt nicht gerne. Die Mutter berichtet von einer merkwürdigen Stifthaltung. Beim Klettern oder Fahrradfahren zeigt sich Paul ungeschickt. Er traut sich im Gegensatz zu seinem Bruder nicht auf Spielgeräte wie Rutschen oder Schaukeln. Paul spielt ausdauernd für sich alleine und liebt es seine Eisenbahn aufzubauen. Freundschaften zu Kindern in der Bekanntschaft, Nachbarschaft und in seiner integrativen Kindertagesstätte schließt er nicht. Er spielt gelegentlich mit seinem kleinen Bruder.

Im Sommer kommt Paul in eine Integrationsschule. Die Mutter erwartet, dass er selbstständiger wird, besser malen kann und Freunde findet. Paul möchte gerne lernen mit dem Fahrrad zu fahren und alleine zu schaukeln, wie er es bei den anderen Kindern auf dem Spielplatz und in der Kindertagesstätte immer sieht.

Der Kinderarzt stellt im Oktober eine Verordnung mit der Diagnose „allg. Entwicklungsverzögerung, feinmotorische Auffälligkeiten" aus. Frau Heinzmann sucht daraufhin mit ihrem Sohn eine Praxis für Ergotherapie auf.

Im Folgenden sind nun exemplarisch ein Erst-, ein Verlaufs- und ein Abschlussbericht für Paul Heinzmann beschrieben.

---

* Das Fallbeispiel ist frei erfunden und dient lediglich der Veranschaulichung, wie das Berichtsschema ausgefüllt werden kann.

8.1 Erstbericht

Klienteninformation	Behandlungsbeginn: 22.10.2009	Logo der Praxis Name des Therapeuten
Name: Paul Heinzmann		
Geburtsdatum: 15.03.2004	Datum der Verordnung: 16.10.2009	
Erstverordnung [x] Folgeverordnung [ ] Verordnung außerh. d Regelfalls [ ]		
Diagnose: allg. Entwicklungsverzögerung, feinmotorische Auffälligkeiten		
zusätzliche Überweisungsinformationen: Elternanleitung		

Betätigungsprofil

Paul (5,7 J.) besucht eine integrative Kindertagesstätte und lebt mit seinem Bruder (2,4 J.) und seinen Eltern im eigenen Haus mit Garten. Seine Mutter berichtet von einem geringen Eigenantrieb in der Selbstversorgung (z.B. Anziehen, häusliche Aufgaben) und einer merkwürdigen Stifthaltung. Im Betätigungsbereich Freizeit zeigt sich Paul ungeschickt im Umgang mit verschiedenen Spielgeräten (z.B. Klettern, Fahrrad) und schließt keine Freundschaften. Paul spielt ausdauernd für sich allein und liebt es seine Eisenbahn aufzubauen. Malen und Basteln mag er nicht (Produktivität). Im Sommer kommt Paul in eine Integrationsschule. In Hinsicht darauf erwartet die Mutter, dass Paul selbstständiger wird, besser Malen kann und Freunde findet. Paul selber möchte gerne lernen Fahrrad zu fahren und alleine zu schaukeln wie die anderen Kinder.

Analyse der Betätigungsperformanz

Paul fällt es schwer, ruhig am Tisch zu sitzen. Beim Essen können seine Füße nicht den Boden berühren. Er weist einen geringen Haltungshintergrund auf, stützt den Kopf und hält den Stift im 4-Punktgriff (rechts) mit flektierten Fingergelenken. Beim Schneiden zeigen sich Probleme im Zusammenspiel der Hände. Beim An- und Ausziehen fällt es Paul schwer, seine Vorstellungen in einen Plan umzuwandeln und diesen umzusetzen. Er weiß nicht, wo vorne und hinten ist. Es zeigen sich Probleme bei der Verarbeitung von Gleichgewichtsreizen, z.B. beim Schaukeln und Fahrradfahren. Paul weist eine Stärke beim Durchhalten von bekannten Betätigungen aus. Er ist gut zu motivieren, reflexionsfähig und zeigt Freude über sein Können. Seine Eltern haben eine hohe Erwartungshaltung.

betätigungsorientierte Zielsetzung

- Nach 10 Therapieeinheiten (14.01.2010) schafft es Paul, sich ohne Hilfe seinen Pullover und seine Hose innerhalb von 10 Minuten anzuziehen. Lediglich bei den Verschlüssen erhält er Unterstützung.
- Paul lässt sich auf ein Bastelangebot ein und bastelt seinen Eltern ein Weihnachtsgeschenk.
- Paul kann sich bis Weihnachten alleine auf eine Schaukel setzen und sich festhalten. Mit verbaler Unterstützung schafft er es, die Anschwungbewegung langsam auszuführen.

verwendete Befundinstrumente

1. COPM/COPM-Kids → Mutter: Anziehen Zufriedenheit 1, Performanz 3, Malen Z2 P2; Paul: Schaukeln Z2 P1, Fahrrad fahren Z1 P1
2. PVQ → Probiert nichts Neues aus, zeigt Freude über sein Können, verfolgt Handlungen nicht bis zum Ende, bringt Fantasie ein
3. Unstrukturierte Beobachtungen: einseitiges Spiel ohne Variationen, mangelnder Überblick, Gleichgewichtsunsicherheiten, Handlungsplanung und -umsetzung schwierig, geringer Haltungshintergrund, 4-Punktgriff mit flektierten Fingergelenken

prognostische Einschätzung

Zurzeit fällt es Frau Heinzmann noch schwer, sich auf die Therapie einzulassen und aktiv mitzuarbeiten. Anfang 2010 ist ein Elterngespräch geplant. Hierbei wird die Mitarbeit der Eltern im Mittelpunkt stehen und eine Entscheidung über die Länge der Therapie fallen.
Ich werde Sie diesbezüglich dann noch einmal telefonisch in Kenntnis setzen.

8.2 Verlaufsbericht

<table>
<tr><td>Klienteninformation</td><td>Behandlungsbeginn: 14.01.10-01.04.10</td><td rowspan="5">Logo der Praxis Name des Therapeuten</td></tr>
<tr><td colspan="2">Name: Paul Heinzmann</td></tr>
<tr><td>Geburtsdatum: 15.03.2004</td><td>Datum der Verordnung: 10.01.2010</td></tr>
<tr><td colspan="2">Erstverordnung ☐ Folgeverordnung [1] Verordnung außerh. d Regelfalls ☐</td></tr>
<tr><td colspan="2">Diagnose: allg. Entwicklungsverzögerung, feinmotorische Auffälligkeiten</td></tr>
<tr><td colspan="3">zusätzliche Überweisungsinformationen: Elternanleitung</td></tr>
<tr><td colspan="3">Betätigungsorientierte Zielsetzung
Zielsetzungen aus Erstbericht wurden im Verlauf alle erreicht. Folgende Ziele bildeten die Schwerpunkte der ersten Folgeverordnung.
▪ Bis April 2010 zieht sich Paul die von seiner Mutter zurechtgelegte Kleidung innerhalb von 10 Minuten selbstständig an.
▪ Bis Februar 2010 kann Paul sich selbstständig auf seine Schaukel im Garten setzen und schaukeln.
▪ Bis April 2010 kann Paul 10 Minuten am Tisch sitzen und ein Arbeitsblatt selbstständig ausmalen.</td></tr>
<tr><td colspan="3">Interventionen
Die betätigungsorientierten Ziele werden mit dem Cognitive Orientation to Daily Occupational Performance (CO-OP)-Ansatz im kognitiven-verhaltensorientierten Bezugsrahmen bearbeitet. Die Voraussetzungen auf Ebene der Körperfunktionen, die Paul benötigt, um seine Handlungsziele zu erreichen, werden mit Elementen aus dem SI-Ansatz erarbeitet. Des Weiteren wird für die Behandlung ein humanistischer Bezugsrahmen mit klientenzentriertem Ansatz und klientenzentrierter Elternberatung gewählt. In Bezug auf die materiellen Umweltfaktoren (Stuhl, Schaukeln, Stifte etc.) wird eine Anpassung vorgenommen.</td></tr>
<tr><td colspan="3">Therapieergebnisse
Die Evaluation der Therapieergebnisse erfolgte anhand eines Gespräches mit Paul und seiner Mutter. Eine Re-Testung mit dem COPM-Kids erfolgt am Ende der Therapie (Juni 2010).
Paul zeigte ein großes Interesse, seine eigenen Ziele zu erreichen und arbeitete aktiv mit. Er schaffte es gut, in der Therapie gelernte Inhalte mit Hilfe seiner Mutter in seinen Alltag zu übertragen, so kann er sich nun alleine anziehen und auf seiner Schaukel im Garten schaukeln.
Das ruhige Sitzen am Tisch fällt Paul noch schwer, aber sein Arbeitsblatt kann er schon alleine ausmalen. Den Stift hält er im 3-Punktgriff, die Fingergelenke sind leicht flektiert.</td></tr>
<tr><td colspan="3">Mitarbeit der Eltern
Frau Heinzmann hatte große Erwartungen an die Therapie und konnte sich nur schwer darauf einlassen, dass auch sie an den gemeinsamen Zielen mitarbeiten musste. Nach einem längeren Gespräch über ihre Erwartungen und wie diese erfüllt werden können, brachte sie sich aktiv in die Therapie mit ein. Frau Heinzmann setzte die Tipps gemeinsam mit Paul zu Hause um und brachte eigene Lösungsvorschläge ein. So wurde z.B. Pauls Schaukel seiner Körpergröße angepasst, um ein selbstständiges Aufsteigen zu ermöglichen.</td></tr>
<tr><td colspan="3">prognostische Einschätzung
Um die von den Eltern und Paul aufgeführten Ziele zu ihrer vollen Zufriedenheit zu erreichen und um diese zu festigen, ist eine Ergotherapie bis zu den Sommerferien sinnvoll.</td></tr>
</table>

8.3 Abschlussbericht

Klienteninformation	Behandlungsbeginn: 08.04.10-17.06.10	**Logo der Praxis Name des Therapeuten**
Name: Paul Heinzmann		
Geburtsdatum: 15.03.2004	Datum der Verordnung: 06.04.2010	
Erstverordnung ☐ Folgeverordnung [2] Verordnung außerh. d Regelfalls ☐		
Diagnose: allg. Entwicklungsverzögerung, feinmotorische Auffälligkeiten		
zusätzliche Überweisungsinformationen: Elternanleitung		

betätigungsorientierte Zielsetzung

- Bis Mitte Juni 2010 kann Paul 15 Min. am Tisch sitzen und ein Arbeitsblatt aus dem Vorschulbereich selbstständig bearbeiten.
- Bis Mitte Juni 2010 hat Paul es gelernt, mit einer Schreibhilfe zu malen und muss dadurch die Finger nicht mehr flektieren.
- Bis Mitte Juni 2010 kann Paul alleine auf sein Fahrrad steigen und 30 m damit fahren, während sein Vater nebenher läuft.

Therapieergebnisse

Die Therapieergebnisse wurden durch eine Re-Testung des COPM-Kids evaluiert.
Vor der Therapie → Frau Heinzmann: Performanzwert 2,5; Zufriedenheitswert 1,5
Vor der Therapie → Paul: Performanzwert 1; Zufriedenheitswert 1,5
Nach der Therapie → Frau Heinzmann: Performanzwert 6,5, Zufriedenheitswert 8
Nach der Therapie → Paul: Performanzwert 7; Zufriedenheitswert 8,5
Frau Heinzmann: Pauls Performanz hat sich um 4 und ihre Zufriedenheit um 6,5 verändert
Paul: Seine Performanz hat sich um 6 und seine Zufriedenheit um 7 verändert
Die oben genannten Therapieergebnisse wurden erreicht.

Lebensqualität des Kindes

Pauls Lebensqualität hat sich verbessert, dies zeigt sich deutlich an den veränderten Zufriedenheitswerten des COPM-Kids und an Aussagen von Mutter und Kind. Paul ist stolz darauf, mit den anderen Kindern zusammen auf dem Spielplatz schaukeln zu können und hat schon erste Freundschaften geknüpft. Auch Frau Heinzmann berichtet von einer insgesamt entspannten Situation in Bezug auf die Einschulung von Paul und ist glücklich über seine positive Entwicklung und das Aufblühen des Jungens. Paul ist selbstbewusster geworden und stellt sich vermehrt auch unbekannten Aufgaben.

prognostische Einschätzung

Paul hat sich insgesamt sehr positiv entwickelt. Er und seine Eltern haben alle ihre Ziele zu ihrer Zufriedenheit erreicht und haben inzwischen auch eigene Ideen und Lösungen entwickelt, um Paul auf seinem weiteren Weg zu begleiten und zu unterstützen. Aus diesem Grund sehe ich keinen weiteren ergotherapeutischen Behandlungsbedarf.
Ich empfehle den Eltern, nach den Herbstferien ein Gespräch mit der Lehrerin zu führen und sich bei auftretenden Problemen erneut an den Kinderarzt zu wenden.

Glossar

Affolter-/St. Galler Konzept
Das auf dem Affolter-Modell beruhende Behandlungskonzept kommt bei wahrnehmungsgestörten Kindern, Jugendlichen und Erwachsenen zum Einsatz. „Die geführte Interaktionstherapie unterstützt den wahrnehmungsgestörten Menschen besonders in der Informationssuche über das taktil-kinästhetische System." (Ferber & Gans, 2004, S. 217)

AHA-Test
Das Assisting Hand Assessment (AHA) ist ein neues, auf Rasch-Analyse basierendes Instrument. Es misst und beschreibt, wie effektiv ein Kind mit unilateraler Bewegungsstörung die betroffene Hand (assisting hand) während der Ausführung bimanueller Spielsituationen einsetzt. AHA ist ein standardisiertes Testverfahren für Kinder mit Hemiplegie oder Plexusläsion im Alter von 18 Monaten bis 12 Jahren. Das AHA wird in einer ca. 10- bis 15-minütigen Spielsituation mit entsprechenden Spielmaterialien durchgeführt und gefilmt. Die Materialien sind vorgegeben, die Videosequenz wird anschließend zur Auswertung verwendet (vgl. Romein & Hessenauer, 2008, S. 20).

AMPS
„Mit dem AMPS lässt sich herausfinden, wie gut ein Klient im Alltag zurechtkommt (Betätigungs-Performanz) und an welchen motorischen oder organisatorischen Fertigkeiten in der Therapie gearbeitet werden sollte, um Alltagsleistungen zu verbessern." (George, 2006, S. 6)

Analyse der Betätigungsperformanz
Hier werden während der Evaluation die Potentiale, Probleme oder möglichen Probleme des Klienten spezifischer identifiziert. Bei der Betätigungsausführung werden verschiedene Aspekte berücksichtigt, wobei ausgewählte Aspekte speziell befundet werden. Anschließend werden angestrebte Ergebnisse identifiziert (vgl. Smith Roley et al., 2008, S. 646).

AOTA
American Occupational Therapy Association. Nationaler Berufsverband der amerikanischen Ergotherapeuten. Er vertritt die Interessen der Ergotherapeuten und hat zum Ziel, die Qualität der Ergotherapie zu verbessern (vgl. AOTA, 2007).

Assessment
Dieser Begriff bezeichnet einen Teil des diagnostischen Prozesses. Dabei handelt es sich um eine multidimensionale Gesamterfassung und Bewertung der gesundheitlichen Situation eines Klienten, bei der körperliche, physische und soziale Komponenten sowie Daten zu seinem Umfeld erfasst, gegliedert und bewertet werden.

Basale Stimulation nach Fröhlich
„Die basale Stimulation, ein von dem Sonderpädagogen Prof. Dr. A. Fröhlich entwickeltes Konzept, möchte vor allem Menschen mit sehr niedrigem Entwicklungsalter Angebote machen, mit Zielen, die die schwerstbehinderten Patienten auch erreichen können und die förderlich auf die Entwicklung der Gesamtpersönlichkeit wirken. [...] Verschiedene Wahrnehmungs-, Bewegungs- und Kommunikationsangebote sollen dazu beitragen, den behinderten Menschen ganzheitlich anzusprechen und ihm zu helfen, eigene kleine Entwicklungsschritte zu vollziehen." (Ferber & Gans, 2004, S. 217)

Basisdokumentation
„Ein vom DVE entwickeltes Dokumentationssystem für den stationären und ambulanten Bereich" (ergotherapeutische Basisdokumentation, 2006, S. 5).

Bayley-Scale
„Die Bayley Scales of Infant Development – Bayley II gelten international als Goldstandard für die standardisierte Entwicklungsdiagnostik im Säuglings- und Kleinkindalter. Das Instrument ermöglicht die differenzierte Untersuchung des Entwicklungsstandes von Säuglingen und Kleinkindern bis zu einem Alter von 42 Monaten. Die Bayley – II ermöglichen bereits in einem sehr frühen Alter die getrennte Untersuchung kognitiver und motorischer Entwicklungsaspekte. Die Qualität von Standardisierung, Normierung und die Testgütekriterien der Bayley II sind umfassend belegt" (Reuner, n.d.).

Betätigungsprofil
Bildet ein Verständnis über die Betätigungsgeschichte und -erfahrungen eines Klienten und stellt diese dar. Es umfasst Muster des Alltags, Interessen, Werte und Bedürfnisse sowie die Probleme und Anliegen des Klienten in Bezug auf seine Betätigungsperformanz (vgl. Smith Roley et al., 2008, S. 646).

Bio-psycho-soziales Modell
Das Bio-psycho-soziale Modell „betrachtet eine Betätigung der funktionalen Gesundheit hauptsächlich als ein gesellschaftlich verursachtes Problem und im Wesentlichen als eine Frage der vollen Integration Betroffener in die Gesellschaft." (Schuntermann, 2007, S. 30)

Bobath-Konzept bei Kindern
„Die neurophysiologische Arbeitshypothese von Bobath besteht in der Annahme, dass die Beeinträchtigung von Kindern mit zerebraler Bewegungsstörung vor allem durch die gestörte Haltungskontrolle gegenüber der Schwerkraft verursacht ist. [...] Die kindliche Entwicklung wird durch eine ständige Anpassung von Sensomotorik, Neugier- und Kognitionsverhalten an die unterschiedlichsten Situationen gefördert.“ (Ferber & Gans, 2004, S. 218).

CAPE
„CAPE evaluiert die Partizipation des Kindes an freiwilligen Aktivitäten, welche der Schüler neben den vorgeschriebenen Schul-Aktivitäten durchführt/durchführen möchte.“ (Fischer, n.d.2)

Castillo Morales Therapiekonzept
„Das von Dr. Castillo Morales entwickelte Therapiekonzept ist ein ganzheitliches, neurophysiologisch orientiertes Konzept zur Behandlung von sensomotorischen und orofacialen Störungen bei Kindern und Erwachsenen. Es wird besonders bei Patienten mit einer muskulären – angeborenen oder erworbenen – Hypotonie oder nach einem Schädel-Hirn-Trauma oder einer Zerebralparese angewendet“ (Ferber & Gans, 2004, S. 218).

Clinical Reasoning
„Klinische Prozesse der Informationsverarbeitung, Problemlösung, Beurteilung und Entscheidungsfindung, die von Therapeuten eingesetzt werden, wenn sie Merkmale einer individuellen Situation identifizieren und interpretieren, um ein Problem zu diagnostizieren und Behandlungsziele und Intervention zu planen“ (Hagedorn, 2000, S. 132).

CO-OP-Ansatz
„Cognitive Orientation to daily Occupational Performance (CO-OP) ist eine klientenzentrierte, ausführungsbasierte Problemlösungsmethode, die den Erwerb von Fertigkeiten mithilfe von Strategieanwendung und geleiteter Entdeckung ermöglicht“ (Polatajko & Mandich, 2008, S. 2).

COPM-Kids
Das Canadian Occupational Performance Measure ist ein Messinstrument (halbstrukturiertes Interview), mit dem über einen bestimmten Zeitraum Veränderungen in der Eigenwahrnehmung eines Klienten zu seiner Occupational Performance festgestellt und nach Wichtigkeit eingestuft werden. Daraus werden die Ziele der Therapie festgelegt. Das COPM folgt dem klientenzentrierten Ansatz (vgl. Fichtner & Brüggen & Huber, 2005, S. 62).

COSA

Das Children's Occupational Self Assessment ist ein ergotherapeutisches Assessment zur Identifizierung von Stärken und Problemen des Kindes. Es unterstützt die Erstellung eines Behandlungsplans nach den Werten des Kindes und dient zur Überprüfung der Effektivität der Therapie. Es kann bei Kindern von 8 bis 13 Jahren zur Anwendung kommen (vgl. DVE, Befundinstrumente in der pädiatrischen Ergotherapie, 2005, S. 126).

DEF-TK

„Der DEF-TK ist ein Elternfragebogen in Gestalt eines diagnostischen Interviews zur Beurteilung der taktil-kinästhetischen (somatosensorischen) Responsivität im jungen Kindesalter" (Testzentrale, 2009a).

DGSJ

„Die Deutsche Gesellschaft für Sozialpädiatrie und Jugendmedizin e. V. wurde 1966 gegründet. Sie ist eine wissenschaftliche Fachgesellschaft mit etwa 2000 Mitgliedern, überwiegend Kinder- und Jugendärzt/innen, aber auch Kinderkrankenschwestern und -pflegern, Ärzt/innen anderer Fachgebiete, Psycholog/innen, Therapeut/innen, Pädagog/innen und juristischen Personen" (Deutsche Gesellschaft für Sozialpädiatrie und Jugendmedizin e. V., n.d.).

Discontinuation plan

Empfehlung für die weiterführende Behandlung (Übersetzung der Verfasser, vgl. Moyers 1999, zitiert nach Sames, 2005, S. 136).

Discontinuation summary

Abschlussbericht (Übersetzung der Verfasser, vgl. AOTA 1998, zitiert nach Sames, 2005, S. 135).

Dokumentenanalyse

„Dokumentenanalyse will Material erschließen, das nicht erst vom Forscher durch die Datenerhebung geschaffen werden muss" (Mayring, 2002, S. 47).

Domain

Ist der englische Fachbegriff, mit dem Smith Roley et al. (vgl., 2008, S. 626ff.) im OTPF den Gegenstandsbereich der Ergotherapie beschreiben. Der Gegenstandsbereich umfasst die Aspekte der Lebensbereiche, Klientenfaktoren, Performanzfertigkeiten, Performanzmuster, Kontexte und Umwelt und Aktivitätsanforderungen (vgl. ebd.).

DVE
„Deutscher Verband der Ergotherapeuten" ist eine Interessenvertretung der Ergotherapeuten Deutschlands und stellt sich den aktuellen Herausforderungen: Modernisierung, Qualitätssicherung, Professionalisierung und Konkurrenzfähigkeit (vgl. DVE, 2010).

EFkE
„EFkE ermittelt mit Hilfe von Elternangaben Anzeichen für Entwicklungsstörungen bei Kindern zwischen dem ersten und sechsten Lebensjahr. Mit dieser Screeningmaßnahme für Entwicklungs- und Teilleistungsstörungen im Kleinkindalter gelingt es frühzeitig Risikokinder zu identifizieren und entsprechende Diagnostik und Therapie einzuleiten" (EFkE-online, 2003).

Evaluation
Prozess des Sammelns und Interpretierens der notwendigen Informationen, um die Intervention ausführen zu können. Das beinhaltet auch die Planung und Dokumentation des Evaluationsprozesses und dessen Ergebnisse (vgl. Smith Roley, 2008, S. 670).

FEW-2
„Der FEW-2 ist die deutsche Bearbeitung des Developmental Test of Visual Perception 2 (DTVP-2), [....]. Insbesondere die explizite Trennung in motorikfreie (motorikreduzierte) und motorikabhängige Anteile erlaubt eine differenzierte Beurteilung der kindlichen Entwicklung zur visuellen Wahrnehmung mit Hilfe von insgesamt 8 Subtests: 1. Auge-Hand-Koordination, 2. Lage im Raum, 3. Abzeichnen, 4. Figur-Grund, 5. Räumliche Beziehungen, 6. Gestaltschließen, 7. Visuo-motorische Geschwindigkeit, 8. Formkonstanz" (Testzentrale, 2009b).

Frostig-Konzept
„Das Frostig-Konzept als neuropsychologisches Behandlungsverfahren wurde von Marianne Frostig entwickelt und dient der Behandlung von Kindern mit Wahrnehmungsverarbeitungsstörungen. Mit dem [...] Frostig-Programm zur frühzeitigen und systematischen Förderung der visuellen Wahrnehmungsfunktion wird die allgemeine Wahrnehmung verbessert" (Ferber & Gans, 2004, S. 219).

Gezielte Beobachtungen/Klinische Beobachtungen
„Altersgruppe: ab 4 Jahren. Untersuchende Fähigkeiten: Verarbeitung der vestibulären, tiefensensiblen, taktilen und visuellen Wahrnehmung; Muskeltonus, motorisch anpassende Reaktionen, Posturale Kontrolle, Bilaterale Integration; Praxie; Aufgabenverständnis" (DVE, Befundinstrumente in der pädiatrischen Ergotherapie, 2005, S. 43).

GMT

„Die Anwendung der Graphomotorischen Testbatterie gestattet Aussagen über den Entwicklungsstand der Graphomotorik und ermöglicht damit auch eine Diagnose der Schulreife. Die Testbatterie besteht aus folgenden Teiltests: Labyrinth-Test, Task-Test (Messung der Differenzierfähigkeit), Symmetrie-Zeichen-Test, Synergie-Schreibversuch (Reproduktion eines vorgegebenen Symbols aus dem Gedächtnis), Graphestesia-Test (Fähigkeit, Entfernungen und Längen einzuschätzen), Graphomotorischer Test, Form- und Gestalttest" (Testzentrale, 2008c).

HDT

„Der Hand-Dominanz-Test ist ein Papier- und Bleistift-Verfahren, das Daten über den Ausprägungsgrad der Händigkeit liefert. Anders als die üblichen Präferenzmaße prüft der HDT die Leistungsüberlegenheit einer Hand. Er lässt sich ökonomisch durchführen und ist auch als Gruppentest verwendbar. Da Fragestellungen, die den Einsatz des HDT erfordern können, speziell bei Grundschülern auftreten, sind zunächst Normen für 6- bis 10-Jährige vorgelegt worden" (Testzentrale, 2009d).

Heilmittelverordnung

„Verordnungsblatt für Heilmittel" (Ferber & Gans, 2004, S. 141) Das originale Verordnungsblatt ist im DIN-A5-Format gehalten und besteht aus zwei Seiten. Seite 1: Heilmittelverordnung u. a. mit Angaben zu: Patientendaten, Art der Verordnung, Verordnungsmenge, Heilmittel nach Maßgabe des Kataloges, Diagnose mit Leitsymptomatik, Therapieziel, Besonderheiten und Angaben zur Abrechnung. Seite 2: Empfangsbestätigung durch den Patienten mit Angaben zum Behandlungsdatum, zu der durchgeführten Maßnahme, der Unterschrift des Patienten, Angaben zu mögl. Änderungen der Therapieform, Abweichungen der Behandlungsfrequenz und mögl. Genehmigung der Kasse bei Verordnungen außerhalb des Regelfalles. (vgl. Ferber & Gans, 2004, S.141 ff.)

ICD-10

Die Abkürzung ICD steht für ‚International Statistical Classification of Diseases and Related Health Problems', die Ziffer 10 bezeichnet die 10. Revision der Klassifikation. Die ICD-10 ist Teil der Familie der internationalen gesundheitsrelevanten Klassifikationen. Die ‚Internationale statistische Klassifikation der Krankheiten und verwandter Gesundheitsprobleme' wurde von der Weltgesundheitsorganisation erstellt und im Auftrag des Bundesministeriums für Gesundheit vom DIMDI ins Deutsche übertragen und herausgegeben (vgl. DIMDI. n.d.).

ICF
„Allgemeines Ziel der ICF-Klassifikation ist, in einheitlicher und standardisierter Form eine Sprache und einen Rahmen zur Beschreibung von Gesundheits- und mit Gesundheit zusammenhängenden Zuständen zur Verfügung zu stellen" (WHO, 2005, S. 9).

ICF-CY
„Die ICF-CY deckt die Altersspanne von der Geburt bis zum 17. Lebensjahr ab und weist somit eine detailliertere Ausführung der Komponenten und Kontextfaktoren der ICF auf. Sie berücksichtigt somit die Besonderheiten der kindlichen Entwicklung. Sie orientiert sich an Angaben anderer U.N. Konventionen" (Simeonsson, 2008, S. 3).

Indikationskatalog
Der Indikationskatalog dient der „Darstellung des derzeitigen Spektrums der Ergotherapie in der Sozialversicherung" (Ferber & Gans, 2004, S. 3).

Intervention
„Aktion des Therapeuten für den Klienten. Der Prozess des Umsetzens des Behandlungsplans, die Durchführung" (Hagedorn, 2000, S. 132).

Interventionsplan
Er leitet den Ergotherapeuten bei geplanten Interventionen und wird in Zusammenarbeit mit dem Klienten entwickelt. Er basiert auf ausgewählten Theorien, Bezugsrahmen und Evidenz. Hier erfolgt eine Überprüfung der angestrebten Ergebnisse (vgl. Smith Roley et al., 2008, S. 646).

Interventionsumsetzung
Es werden weiterführende Interventionen unternommen, um die Betätigungsperformanz des Klienten positiv zu beeinflussen. Die Interventionen sind direkt auf die angestrebten Ergebnisse ausgerichtet. Die Reaktionen des Klienten werden registriert und dokumentiert (vgl. Smith Roley et al., 2008, S. 646).

Interventionsüberprüfung
Umfasst eine Überprüfung der Umsetzung des Planes und des Prozesses sowie der Fortschritte der angestrebten Ergebnisse (vgl. Smith Roley et al., 2008, S. 646).

Klientenzentrierung
„Praxis, die zwischen Klient und Therapeut eine kooperative Beziehung herstellt. Der Therapeut bezieht den Klienten in die Entscheidungen ein, respektiert seine Entscheidungen, erkennt seine Erfahrungen und sein Wissen an und versucht, ihn dazu zu befähigen, seine persönlichen Ziele zu erreichen" (Jerosch-Herold, Marotzki, Hack, Weber, 2004, S. 41).

Kooperation
Kooperation wird im Allgemeinen als Zusammenarbeit definiert. Sie „ist eine politische, wirtschaftliche oder soziale Strategie, die auf Zusammenarbeit und Austausch mit anderen basiert und zielgerichtet den eigenen Nutzen auf den Nutzen der Kooperationspartner abstimmt (Schubert & Klein, 2006). Es handelt sich somit um „mindestens zwei Personen aus unterschiedlichen Professionen, die Handlungen vornehmen, die sich auf das identische Problem beziehen und ein gemeinsames Arbeitsergebnis erzielen sollen" (Schenker, 2004).

LOS KF
Die Lincoln-Oseretzky-Skala-Kurzform untersucht die grob- und feinmotorische Entwicklung. Altersgruppe: 5-13 Jahre. (vgl. DVE, Befundinstrumente in der pädiatrischen Ergotherapie, 2005, S. 115).

M ABC 2
„Die Movement ABC-2 ist ein Testverfahren für die diagnostische Untersuchung der motorischen Leistungsfähigkeit für Kinder und Jugendliche im Altersbereich von 3;0 Jahren bis 16;11 Jahren" (Testzentrale CH, 2009).

MFED
„Das Verfahren ermöglicht eine differenzierte Erfassung des kindlichen Entwicklungsstandes in verschiedenen Funktionsbereichen (1. Lebensjahr: Krabbeln, Sitzen, Laufen, Greifen, Perzeption, Sprechen, Sprachverständnis, Sozialverhalten; 2. und 3. Lebensjahr: Statomotorik, Handmotorik, Wahrnehmungsverarbeitung, Sprechen, Sprachverständnis, Selbstständigkeit, Sozialverhalten). Für die verschiedenen Verhaltensbereiche kann das jeweilige Entwicklungsalter bestimmt werden" (Testzentrale, 2009).

MOT 4-6
„Kinder im Alter von 4 bis 6 Jahren; bei behinderten Kindern bis 7 oder 8 Jahren [...]. Der MOT 4-6 besteht aus 18 Items, die folgende Dimensionen der Motorik beinhalten: gesamtkörperliche Gewandtheit und Beweglichkeit; feinmotorische Geschicklichkeit; Gleichgewichtsvermögen; Reaktionsfähigkeit; Sprungkraft und Schnelligkeit; Bewegungsgenauigkeit; Koordinationsfähigkeit (Testzentrale, 2008f).

Occupational performance
„[...] die Fähigkeit, sinnvolle, kulturell bedingte und altersentsprechende Betätigungen auszuwählen, zu organisieren und zufriedenstellend auszuführen, um sich selbst zu versorgen, Freude am Leben zu haben und zum sozialen und ökonomischen Gefüge einer Gemeinschaft beizutragen" (Law et al. zitiert nach: Marotzki, 2002, S. 109).

OTPF
Das Occupational Therapy Practice Framework: Domain and Process 2nd Edition ist das aktuellste in einer Reihe von offiziellen Dokumenten des Amerikanischen Verbandes der Ergotherapeuten. Es umschreibt eine ergotherapeutische Terminologie und stellt den zentralen Zuständigkeitsbereich der Profession dar (vgl. Smith Roley, 2008, S. 625f).

Outcome
Outcomes sind definiert als „wichtige Dimensionen von Gesundheit, die Interventionen zugeordnet werden, einschließlich Funktionsfähigkeit, Gesundheitswahrnehmungen und Zufriedenheit mit der Versorgung (nach Request for Planning Ideas, 2001)" (Reichel, 2005, S. 84).

PAC
„PAC identifiziert Aktivitätsinteressen des Kindes im schulischen Freizeitbereich" (Fischer, n.d.2).

Pediatric Activity Card Sort
„Das PACS ist ein betätigungsbasiertes Assessment, das genutzt werden kann, um mit dem Kind gemeinsam Aktivitäten zu finden, die es ausführen kann bzw. ausführen können möchte" (Pott & Weber, 2009, S. 26-27).

Paradigma
„Konsens über die grundlegendsten Überzeugungen und Annahmen auf einem Gebiet. Das Paradigma eines Berufs bietet eine vereinheitliche Struktur und ein Muster für die Praxis" (Jerosch-Herold, Marotzki, Hack, Weber, 2004, S. 42).

Paradigmenwechsel
„Radikaler Wechsel der Sichtweise aufgrund neuen Wissens; führt zu einem neuen Paradigma" (Jerosch-Herold, Marotzki, Hack, Weber, 2004, S. 42).

PEDI
„Das Assessment misst Fähigkeiten und Leistungen von Kindern in den Funktionsbereichen Selbstständigkeit, Mobilität und soziale Funktionen. Dabei werden die Unterstützung durch Bezugspersonen und der Hilfsmitteleinsatz berücksichtigt (Espei, 2009, S. 24).

Perfetti-Konzept
Das kognitiv therapeutische Konzept nach Professor Perfetti ist ein neurophysiologisches Verfahren, das den Schwerpunkt auf die aktive Aufmerksamkeit und die Förderung von Bewegung des Patienten legt (vgl. Ferber & Gans, 2004, S. 220).

PVQ

Der Pediatric Volitional Questionnaire ist ein ergotherapeutisches Assessment in Form einer strukturierten Beobachtung von freiem Spiel in einer für das Kind natürlichen Umgebung. Es ist besonders gut geeignet für Kinder, die nicht äußern können, was für sie wichtig ist. Altersgruppe: 2 bis 6 Jahre (vgl. DVE, Befundinstrumente in der pädiatrischen Ergotherapie, 2005, S. 127).

Qualitative Inhaltsanalyse

„Qualitative Inhaltsanalyse ist eine primär kommunikationswissenschaftliche Technik. Sie will Texte systematisch analysieren, indem sie das Material schrittweise mit theoriegeleitet am Material entwickelten Kategoriensystem bearbeitet" (Mayring, 2002, S.114).

Rahmenempfehlungen

Allgemeiner Ausdruck für die „gemeinsamen Rahmenempfehlungen gemäß § 125 Abs. 1 SGB V über die einheitliche Versorgung mit Heilmitteln zwischen den Spitzenverbänden der Krankenkassen [...] und den maßgeblichen Spitzenorganisationen der Heilmittelerbringer auf Bundesebene" (Ferber & Gans, 2004, S. 45).

SCOPE

Das Short Child Occupational Profile ist ein kurzes Betätigungsprofil für Kinder. Es wurde aus dem MOHOST abgeleitet, damit auch ein Screening-Instrument für Kinder zur Verfügung steht. Es schafft einen breiten Überblick über die kindlichen Betätigungsfunktionen (z. B. über persönliche Faktoren wie Kommunikationsfertigkeiten, motorische Fertigkeiten, Motivation, Interessen) und es zeigt auf, wie die Umwelt des Kindes seine Teilhabe an Betätigungen unterstützt oder behindert (z. B. Familienroutinen, Anforderungen der Umwelt) (vgl. Losch, n.d.).

Sensorische Integrationstherapie

„Sensorische Integration gehört zur normalen Entwicklung. Die Verbindung und Verarbeitung von Berührung, Bewegung, Körperhaltung, Riechen, Schmecken, Tasten, Hören und Sehen ist die elementare Grundlage von Handeln, Sprechen und Lernen." Die sensorische Integrationstherapie zielt auf Vorbeugung und Verminderung von Verarbeitungsstörungen der Sinneswahrnehmung ab (vgl. Ferber & Gans, 2004, S. 220).

SFA

„Das School Function Assessment (SFA) ist ein Assessment, welches Stärken und Schwächen der nicht leistungsbezogenen Aufgaben von Kindern im Alter von 4-16 Jahren erfasst" (Engelbrecht, Gehrke & Matho, 2007).

SIPT
Sensory Integration and Praxis Test. Altersgruppe: 4 bis 8,11 Jahre. Untersuchte Fähigkeiten taktile und vestibular-propriozeptive Verarbeitung, Form- und Raumwahrnehmung und visuo-motorische Koordination, Praxie, Bilaterale Integration und Sequenzierung (vgl. DVE, Befundinstrumente in der pädiatrischen Ergotherapie, 2005, S. 50).

SMART-Regel
„Diese Regel kann als Checkliste für die Formulierung von Zielen benutzt werden" (Universität Düsseldorf, n. d.). Es sollten folgende Kriterien enthalten sein: „S-Spezifisch, M-Messbar, A-Anspruchsvoll, R-Realistisch, T-Terminiert" (ebd.).

SOAP-Notes
SOAP-Notes sind ein nach Weed entwickeltes Dokumentationsverfahren, welches die Punkte S = Subjektiv (allgemeine, nicht messbare Angaben über den Klienten), O = Objektiv (evaluierte Daten aus Assessments und medizinische Informationen), A = Assessment (Beurteilungs- und Meinungsdarstellung über die occupational performance), P = Plan (Entwicklung eines Aktionsplanes) enthält (vgl. Weed, zitiert nach Perinchief, 2003, S. 904).

SSI
„Es handelt sich um ein klientenzentriertes halbstrukturiertes Interview. Es untersucht die Betätigungsperformanz in allen Situationen, in denen das Kind die Rolle des Schülers einnimmt, wie z. B. im Klassenraum, auf dem Schulhof, in der Sporthalle, im Schulgebäude, auf Klassenausflügen, u.s.w. Die Interaktion des Schülers mit der physischen und sozialen Umwelt an der Schule. Ziel dabei ist es, herauszufinden, ob und wenn ja, was und wie die schulische Umgebung für den Schüler adaptiert werden sollte" (Losch, n.d.).

TOP
Der Test of Playfulness ist ein ergotherapeutisches Assessment. Es beurteilt, ob und wie ein Kind spielt (nicht die Spielentwicklung). Eigenmotivation, Kontrolle über die Spielsituation und die Möglichkeit, die Realität auszuschließen sind die drei Basiselemente. Altersgruppe: 18 Monate bis 10 Jahre (vgl. DVE, Befundinstrumente in der pädiatrischen Ergotherapie, 2005, S. 128).

Vertragsarzt
Bezeichnung für den an der vertragsärztlichen Versorgung teilnehmenden Arzt, der sich zusammen mit den kassenärztlichen Vereinigungen, Krankenkassen und deren Verbänden zur Einhaltung der Richtlinien im Rahmen der Rahmenempfehlungen verpflichtet hat (vgl. Wirtschaftslexikon 24, 2009).

VQ

Der Volitional Questionnaire ist ein ergotherapeutisches Assessment. Altersgruppe: Kinder über 6 Jahre, Jugendliche, Erwachsene, Ältere (speziell mit geistiger oder psychischer Behinderung, Schädelhirntrauma). Inhalte: Volition oder Motivation; Einfluss der Umwelt auf die Volition; Personen, die Probleme haben, sich auszudrücken, um herauszufinden, was für sie wichtig ist. Realistische Kontexte wie Küche, Wohnzimmer, Garten, Arbeitsplatz und Motivationsaspekte von ADL, Freizeit oder Arbeit sind zu beurteilen (vgl. DVE, Befundinstrumente in der pädiatrischen Ergotherapie, 2005, S. 129).

WANZ-Kriterien

Nach dem Wirtschaftlichkeitsgebot des § 12 SGB V gelten die sogenannten WANZ-Kriterien. Die medizinischen Leistungen müssen wirtschaftlich, ausreichend und zweckmäßig sein. Sie dürfen das Maß des Notwendigen nicht überschreiten (vgl. Bundesministerium für Justiz, n.d.).

WHO

Die Weltgesundheitsorganisation (engl. World Health Organization, WHO) ist eine Sonderorganisation der Vereinten Nationen mit Sitz in Genf. Sie wurde am 7. April 1948 gegründet und zählt 193 Mitgliedstaaten. Sie ist die Koordinationsbehörde der Vereinten Nationen für das internationale öffentliche Gesundheitswesen (vgl. Weltgesundheitsorganisation, 2009).

Zusammenarbeit

Zusammenarbeit wird im Allgemeinen als Kooperation definiert. Sie „ist eine politische, wirtschaftliche oder soziale Strategie, die auf Zusammenarbeit und Austausch mit anderen basiert und zielgerichtet den eigenen Nutzen auf den Nutzen der Kooperationspartner abstimmt (Schubert & Klein, 2006). Es handelt sich somit um „mindestens zwei Personen aus unterschiedlichen Professionen, die Handlungen vornehmen, die sich auf das identische Problem beziehen und ein gemeinsames Arbeitsergebnis erzielen sollen" (Schenker, 2004).

Literatur

Bücher

Bortz, J. & Döring, N. (2006). Forschungsmethoden und Evaluation (4. Auflage). Heidelberg: Springer Medizin Verlag.

DVE (Hrsg.) (2005). Befundinstrumente in der pädiatrischen Ergotherapie (2. Auflage). Idstein: Schulz-Kirchner Verlag.

DVE (Hrsg.) (2010). Befundinstrumente in der pädiatrischen Ergotherapie (3. Auflage). Idstein: Schulz-Kirchner Verlag.

DVE (Hrsg.) (2006). Ergotherapeutische Basisdokumentation – Ein Dokumentationssystem für den stationären und ambulanten Bereich. Karlsbad.

Ferber, R. & Gans, M. (2004). Indikationskatalog Ergotherapie. Idstein: Schulz-Kirchner Verlag.

Fichtner, A., Brüggen, S. & Huber, B. (2005). Elternberatung nach dem Kanadischen Modell. Dortmund: Verlag Modernes Lernen.

Fürhoff, J. (2007). Ergotherapeutische Mittel und Medien. In: Scheepers, C., Steding-Albrecht, U. & Jehn, P. (Hrsg.) Ergotherapie. Vom Behandeln zum Handeln (90-95). Stuttgart: Georg Thieme-Verlag.

Hagedorn, R. (2000). Ergotherapie – Theorien und Modelle. (Dehnhard, B. & Denhard, J. trans.). Stuttgart: Thieme Verlag (Orginalarbeit veröffentlicht 1996).

Hart, C. (2005). Doing your masters dissertation: realizing your potential as a social scientist. London: Sage.

Jerosch-Herold, C., Marotzki, U., Hack, B. M. & Weber, P. (2004). Konzeptionelle Modelle für die ergotherapeutische Praxis (2. Auflage). Berlin: Springer Verlag.

Kielhofner, G. (2004). Conceptual foundations of Occupational Therapy (3rd Edition). Philadelphia: F.A. Davis Company.

Kirchhoff, S., Kuhnt, S., Lipp, P., Schlawin, S. (2006). Der Fragebogen (3. Auflage). Wiesbaden: VS-Verlag der Sozialwissenschaften.

Klar & Graubner (1997). Medizinische Dokumentation. In: Seelos, H.-J. (Hrsg.) Medizinische Informatik, Biometrie und Epidemiologie (13-42). Berlin: de Gruyter.

Lehmann, T. & Meyer, E. (2002). Handbuch der medizinischen Informatik. München: Carl Hanser Verlag.

Linder, J. & Frolek Clark, G. (2000). Best Practices in Documentation (10. Auflage). Verlag: Black Incorporated.

Marotzki, U. (Hrsg.) (2002). Ergotherapeutische Modelle praktisch angewandt. Heidelberg: Springer Verlag.

Marotzki, U. (2006). Zwischen medizinischer Diagnose und Lebensweltorientierung (2. Auflage). Idstein: Schulz-Kirchner Verlag.

Mayring, P. (2002). Qualitative Sozialforschung (5. Auflage). Weinheim und Basel: Beltz Verlag.

Mayring, P. (2007). Qualitative Inhaltsanalyse (9. Auflage). Weinheim und Basel: Beltz Verlag.

McHugh Pendleton, H. & Schulz-Krohn, W. (2006). Documentation of Occupational Therapy Sevices (6th Edition). In Pedretti´s Occupational Therapy – Practice skills for physical Dysfunction (S.110-129). Mosby: Elsevier Verlag.

Miesen, M. (Hrsg.) (2004). Berufsprofil Ergotherapie. Idstein: Schulz-Kirchner Verlag.

Pepels, W. (2004). Marketing (4. Auflage). München: Oldenbourg Wissenschaftsverlag.

Perinchief, J. M. (2003). Documentation and Management of Occupational Therapy (10. Auflage). In: Willard and Spackmann's (Hrsg.) Occupational Therapy. (S. 907-918). Kein Ort angegeben. Verlag: Williams and Wilkins.

Polatajko, H. J. & Mandich, A. (2008). Ergotherapie bei Kindern mit Koordinationsstörungen – der CO-OP-Ansatz. Stuttgart: Georg Thieme Verlag.

Reichel, K. (2005). Ergotherapie systematisch beschreiben und erklären – das AOTA Framework als Beitrag zur Systematisierung der deutschen Ergotherapie. Idstein: Schulz-Kirchner Verlag.

Sames, K. M. (2005). Documenting Occupational Therapy Practice. New Jersey: Pearson Prentice Hall.

Scholl, A. (2003). Die Befragung (2. Auflage). Konstanz: UVK Verlagsgesellschaft mbH.

Schubert, K. & Klein, M. (2006). Das Politiklexikon (4. aktuelle Auflage). Bonn: Dietz.

Schuntermann, M. F. (2007). Einführung in die ICF (2. Auflage). Augsburg. Ecomed Medizin.

Stein, F. & Cutler, S. K. (2000). Clinical Research in Occupational Therapy (4. Auflage). Canada: Singular Thomson Learning.

Internet

AOTA (2007). About AOTA. Zugriff am 04.05.2010: http://www.aota.org/About.aspx

Bundesärztekammer (2006). Kooperation der Fachberufe im Gesundheitswesen. Zugriff am 09.03.2008: http://www. bundesaerztekammer.de/page.asp?his=0.1.17.3619.3884&all=true

Bundesministerium für Justiz (n.d.). Wirtschaftlichkeitsangebot. Zugriff am 02.05.2008: http://www.bundesrecht.juris.de/sgb_5/__12.html

DGSJ Deutsche Gesellschaft für Sozialpädiatrie und Jugendmedizin e. V. (n.d.). Allgemeine Rahmenempfehlungen zur ambulanten Rehabilitation von Kindern und Jugendlichen der Deutschen Gesellschaft für Sozialpädiatrie und Jugendmedizin und der Fachgesellschaft für Rehabilitation im Kindes- und Jugendalter. Zugriff am 18.04.2008: http://www.dgspj.de/pdfs/AmbReha.pdf

Deutsches Institut für Medizinische Dokumentation und Information. (2005). Internationale Klassifikation der Funktionsfähigkeit, Behinderung und Gesundheit. Zugriff am 18.04.2008: http://www.dimdi.de/static/de/klassi/icf/index.htm

DVE (n.d.). Übergabebericht. Zugriff am 01.04.2008: http://www.ergotherapie-dve.de/service/uebergabebericht/

DVE (n.d.) Zusammenfassende Leitsätze. Zugriff am 04.05.2010: http://www.dve.info/verband/verbandsziele.html

EFkE-Online (2003). EFkE. Zugriff am 29.12.2009: http://efke-online.de/index.html

Engelbrecht, E., Gehrke, S. & Matho, M. (2007). SFA. Zugriff am 29.12.2009: http://www.sfa-ergoprojekt.de/index.html

Fachhochschule Münster (n.d.). Dokumentenanalyse. Zugriff am 23.04.2008: https://www.fh-muenster.de/ibl/projekte/informationsportal/Dokumentenanalyse.php

Fischer, A. (n.d.1). Einheitliche Terminologie für die Ergotherapie. Zugriff am 02.04.2008: http://www.system2teach.de/hfg/re_ressources/2802/Uniform_Terminology_Uebersetzung_Fischer.pdf

Fischer, A. (n.d.2). Ergotherapie in Bildungsumwelten – Hintergrundinformationen zum Vortrag. Zugriff am 29.12.2009: http://www.wiso.fh-osnabrueck.de/uploads/media/Skript-Schul-ET-DVE0505_03.pdf

GBA Gemeinsamer Bundesausschuss. (n.d.). Richtlinien des Gemeinsamen Bundesausschusses über die Verordnung von Heilmitteln in der vertragsärztlichen Versorgung (Heilmittel-Richtlinien). Zugriff am 20.04.2008: http://www.g-ba.de/downloads/62-492-65/RL-Heilmittel-04-12-21.pdf

Gesundheitsseite des DGB-BWT Thüringen. (n.d.). Gesundheit. Zugriff am18.04.2008: http://gesundheit.dgb-bwt.de/definition.html

Hollenweger, J. (2006). ICF – Ein bald auch im Schulwesen geläufiges Kürzel? Zugriff am 08.05.2008: http://www.insieme.ch/pdf/schule-integration/vpod-Hollenweger.pdf, 08.05.2008

Hollenweger, J. & Steiner, B. (2006). Noch viel Arbeit für die Forschung. Zugriff am 20.04.2008: http://upload.sitesystem.ch/E262A04C9D/32430F2248/E0FBF010.pdf

Losch, K. (n.d.). Das SCOPE. Zugriff am 15.05.2008: http://www.das-scope.de/files/scope.php

Marotzki, W. (2005). Nicht reaktive Verfahren: Materialien, Datenauswertung, deskriptiv-analytisch-typologische Methoden. Zugriff am 28.04.2008: http://www.uni-magdeburg.de/iew/web/Marotzki/05/Vorlesung/06.pdf

Qualitätsgemeinschaft Soziale Dienste. (1998). Leitfaden zur Entwicklung von Qualitätsstandards. Zugriff am 15.04.2008: www.evfh-berlin.de/evfh-berlin/QSDB/Index.htm

Reuner, G. (n.d.). Bayley II. Zugriff am 29.12.2009: http://www.curriculum-entwicklung.de/Resources/BSID%20II%20Flyer%202TagWS%20homepa.pdf

Schenker, S. (2004). Zukunft der Interdisziplinären Zusammenarbeit. Zugriff am 01.03.2008: http://www.sgsp.ch/Final.pdf

Simeonsson, R. & J. Leonardi, M. & Bjorck-Akesson, E. & Hollenweger, J. & Martinuzzi, A. (2006). ICF-CY: a universal tool for practice policy and research. Zugriff am 21.04.2008: http://www.rivm.nl/who-fic/Annuals/Tunis%20P107%20-%20ICF-CY%20a%20universal%20tool%20for%20practice%20policy%20and%20research.pdf

Technische Universität München. (n.d.). Literaturrecherche. Zugriff am 27.08.07: http://www.in.tum.de/fileadmi/material/Lehrveranstaltungen/07/Proseminar/Literaturrecherche.pdf

Testzentrale CH (2009). M ABC 2. Zugriff am 29.12.2009: http://www.testzentrale.ch/de/tests/tests-a-z/alphabet/M/flexShow/testDetail/testUid/734/

Testzentrale Göttingen (2009a). DEF-TK. Zugriff am 29.12.2009: http://www.testzentrale.de/?mod=detail&id=830

Testzentrale Göttingen (2009b). FEW 2. Zugriff am 29.12.2009: http://www.testzentrale.de/?mod=detail&id=1298

Testzentrale Göttingen (2008c). GMT. Zugriff am 30.04.2008: http://www.testzentrale.de/?mod=detail&id=59

Testzentrale Göttingen (2009d). HDT. Zugriff am 29.12.2009: http://www.testzentrale.de/?mod=detail&id=31

Testzentrale Göttingen (2009e). MFED. Zugriff am 29.12.2009: http://www.testzentrale.de/?mod=detail&id=37

Testzentrale Göttingen (2008f). MOT 4-6. Zugriff am 29.04.2008: http://www.testzentrale.de/?mod=detail&id=26

Universität Düsseldorf (n.d.). Be-Smart-Regel für Zieldefinitionen. Zugriff am 29.12.2009: http://www.uni-duesseldorf.de/tt/material/glossar/be_smart_regel.htm

Weltgesundheitsorganisation (2005). WHO. Zugriff am 30.12.2009: http://www.euro.who.int/AboutWHO/About/20020809_2?language=german

Wirtschaftslexikon24 (2009). Vertragsarzt. Zugriff am 30.12.2009: http://www.wirtschaftslexikon24.net/d/vertragsarzt/vertragsarzt.htm

Zeitschriften

Commission on Practice. (1995). AOTA Elements of clinical Documentation (Revision). American Journal of Occupational Therapy, Vol. 49, 1032-1035.

Espei, A. (2009). Pädiatrisches Messinstrument: Pediatric Evaluation of disability Inventory (PEDI). Ergotherapie & Rehabilitation, Jg. 48 (4), 24.

George, S. (2006). Das AMPS. Ergotherapie & Rehabilitation, Jg. 45 (7), 6.

Pott, U. & Weber, B. (2009). Pädiatrisches Messinstrument: Pediatric Activity Card Sort (PACS). Ergotherapie & Rehabilitation, Jg. 48 (5), 26-27.

Romein, E., & Hessenauer, M. (2008). Tests unter der Lupe. Das Assissting Hand Assessment. Ergotherapie & Rehabilitation, Jg. 47 (5), 20.

Smith Roley, S. et al. (2008). Occupational Therapy Practice Framework: Domain & Process 2nd Edition. American Journal of Occupational Therapy, Vol. 62, 625-683.

Steinhagen, A. (2004). Betätigungsorientierte Zielfindung – Auswirkung der Anwendung des Canadian Occupational Performance Measure (COPM) auf die ergotherapeutische Zielfindung. Zeitschrift für angewandte Wissenschaft, Jg. 5 (2), 34-49.

Youngstrom, M. et al. (2003). Guidelines for Documentation of Occupational Therapy. American Journal of Occupational Therapy, Vol. 57, 646-650.

Weitere Quellen

Barczyk, B., Baß, K. & Buhl, K. (2007). Gemeinsam an einem Strang – Eine Studie zur Zusammenarbeit von ambulant arbeitenden Ergotherapeuten und Pädiatern. Unveröffentliche Bachelorarbeit der Hogeschool Zuyd, Heerlen.